Ralf K. Reinhardt

Laufen macht schlau!

Ralf K. Reinhardt

Laufen macht schlau!

Aerobes Ausdauer-Lauftraining, Genotyp und Kognition

Südwestdeutscher Verlag für Hochschulschriften

Impressum/Imprint (nur für Deutschland/only for Germany)
Bibliografische Information der Deutschen Nationalbibliothek: Die Deutsche Nationalbibliothek verzeichnet diese Publikation in der Deutschen Nationalbibliografie; detaillierte bibliografische Daten sind im Internet über http://dnb.d-nb.de abrufbar.
Alle in diesem Buch genannten Marken und Produktnamen unterliegen warenzeichen-, marken- oder patentrechtlichem Schutz bzw. sind Warenzeichen oder eingetragene Warenzeichen der jeweiligen Inhaber. Die Wiedergabe von Marken, Produktnamen, Gebrauchsnamen, Handelsnamen, Warenbezeichnungen u.s.w. in diesem Werk berechtigt auch ohne besondere Kennzeichnung nicht zu der Annahme, dass solche Namen im Sinne der Warenzeichen- und Markenschutzgesetzgebung als frei zu betrachten wären und daher von jedermann benutzt werden dürften.

Verlag: Südwestdeutscher Verlag für Hochschulschriften GmbH & Co. KG
Heinrich-Böcking-Str. 6-8, 66121 Saarbrücken, Deutschland
Telefon +49 681 37 20 271-1, Telefax +49 681 37 20 271-0
Email: info@svh-verlag.de

Zugl.: Universität Karlsruhe (TH), Dissertation, 2009

Herstellung in Deutschland:
Schaltungsdienst Lange o.H.G., Berlin
Books on Demand GmbH, Norderstedt
Reha GmbH, Saarbrücken
Amazon Distribution GmbH, Leipzig
ISBN: 978-3-8381-3019-4

Imprint (only for USA, GB)
Bibliographic information published by the Deutsche Nationalbibliothek: The Deutsche Nationalbibliothek lists this publication in the Deutsche Nationalbibliografie; detailed bibliographic data are available in the Internet at http://dnb.d-nb.de.
Any brand names and product names mentioned in this book are subject to trademark, brand or patent protection and are trademarks or registered trademarks of their respective holders. The use of brand names, product names, common names, trade names, product descriptions etc. even without a particular marking in this works is in no way to be construed to mean that such names may be regarded as unrestricted in respect of trademark and brand protection legislation and could thus be used by anyone.

Publisher: Südwestdeutscher Verlag für Hochschulschriften GmbH & Co. KG
Heinrich-Böcking-Str. 6-8, 66121 Saarbrücken, Germany
Phone +49 681 37 20 271-1, Fax +49 681 37 20 271-0
Email: info@svh-verlag.de

Printed in the U.S.A.
Printed in the U.K. by (see last page)
ISBN: 978-3-8381-3019-4

Copyright © 2011 by the author and Südwestdeutscher Verlag für Hochschulschriften GmbH & Co. KG and licensors
All rights reserved. Saarbrücken 2011

Amtierender Dekan:	Prof. Dr. Klaus Bös
1. Gutachter:	Prof. Dr. Klaus Bös Institut für Sport und Sportwissenschaft Universität Karlsruhe (TH)
2. Gutachter:	Prof. Dr. Dr. Manfred Spitzer Klinik für Psychiatrie und Psychotherapie III Universitätsklinikum Ulm
Tag der Promotion:	Mittwoch, 8. Juli 2009

Vorwort

Herr Dr. Reinhardt wählt für seine Buchpublikation den plakativen Titel ‚Laufen macht schlau!'. Dahinter steht die hochaktuelle und aus interdisziplinärer Sicht spannende Frage, ob körperlich-sportliche Aktivitäten einen Einfluss auf kognitive Leistungsfaktoren haben.

Aus sportpädagogischer Sicht ist die Klärung dieser Forschungsfrage deshalb besonders wichtig, da damit ein bedeutsames Argument in die permanente Legitimationsdiskussion um Sport und Sportunterricht eingebracht werden kann. Wenn gezeigt werden kann, dass die neurobiologischen Befunde zu körperlichem Training und kognitiver Leistungsfähigkeit sowie emotionaler Stabilität auf die ganz normale Lebenspraxis übertragen werden können, ist Sport kein „nettes Beiwerk" mehr, dass auch entfallen kann, sondern integraler Bestandteil jeden guten Unterrichts. Bei älteren Menschen und psychisch Kranken wurden entsprechende positive Effekte körperlicher Aktivität bereits nachgewiesen, weil solche translationale Forschung im klinisch-medizinischen Bereich eine lange Tradition hat.

Im Bereich der Pädagogik betritt Herr Reinhardt jedoch Neuland, gibt es doch hier bislang so gut keine etablierte Forschung, die – analog zur Klinischen Forschung in der Medizin – die Anwendbarkeit und Übertragbarkeit von Grundlagenwissen auf die Praxis zum Gegenstand hat. Letztlich ist dies der systematische Grund dafür, dass Daten zu Älteren und Kranken, nicht jedoch zu jungen Gesunden vorliegen.

Mit der vorliegenden originellen, innovativen und interdisziplinären Forschungsarbeit zum Thema ‚sportliche Aktivität und Gehirnleistung' schließt Herr Reinhardt eine Lücke in der Erkenniskette von Tierversuchen und klinischen Studien im Humanbereich zu Anwendungsfragen im Bereich der Pädagogik.

Der Leser erhält zunächst eine ausgezeichnete Übersicht zum aktuellen Forschungsstand und wird nachfolgend über alle Schritte der Studie von Herrn Dr. Reinhardt informiert.

Deren Ergebnisse fügen sich sehr gut in das im Aufbau befindliche Puzzle zu den Zusammenhängen von sportlicher Aktivität und Gehirnleistung ein.

Sportliche Aktivität begünstigt die Leistungsfähigkeit des Gehirns, d.h. sie wirkt sich nicht nur positiv auf die physische, sondern auch auf die psychische Leistungsfähigkeit aus. Besonders bedeutend ist dabei die Erkenntnis, dass die Leistungsfähigkeit im Bereich der exekutiven Funktion (ein neuer Name für gedankliche, willentliche und emotionale Kraft) mit dem Neuromodulator Dopamin in Zusammenhang steht, wie die im molekularbiologischen Teil der Arbeit diskutierten Daten nahelegen. Für die Praxis lässt sich daraus ableiten, dass die geistige Leistungsfähigkeit sowohl durch genetische Faktoren als auch durch aerobes Ausdauertraining beeinflusst wird.

Studierende und Experten der Fächer Sportwissenschaft, Biologie und Medizin gewinnen aus dieser sehr gut lesbaren Arbeit neue Erkenntnisse, aber auch für interessierte Laien und für Leser aus anderen Fachdisziplinen ist die Lektüre des Buches sehr anregend.

Prof. Dr. Klaus Bös & Prof. Dr. Dr. Manfred Spitzer

Inhaltsverzeichnis

Abkürzungsverzeichnis	Seite 9
1. Einleitung	Seite 11
1.1. Art und Ziel der Studie	Seite 11
1.2. Interdisziplinäre Kooperationspartner	Seite 12
1.3. Pilotstudie 2005	Seite 13
1.3.1. Probanden	Seite 13
1.3.2. Ergometrie und Laktatmessung	Seite 13
1.3.3. Einteilung der Gruppen	Seite 14
1.3.4. Trainingsprogramm	Seite 14
1.3.5. Psychologische Tests	Seite 15
1.3.6. Ergebnisse	Seite 15
1.3.7. Zusammenfassung und Diskussion	Seite 17
1.3.8. Fazit und Überleitung zur Hauptstudie 2006	Seite 19
1.4. Hauptstudie 2006 - Aufbau der vorliegenden Arbeit	Seite 20
2. Wissenschaftlicher Hintergrund	Seite 23
2.1. Körperliche Aktivität und Kognition - Stand der Forschung	Seite 23
2.1.1. Allgemeine Auswirkungen körperlicher Aktivität	Seite 23
2.1.2. Körperliche Aktivität und Kognition	Seite 24
2.1.3. Neurophysiologische Anpassungsreaktionen	Seite 25
2.2. Präfrontaler Kortex, exekutive Funktionen und die Rolle der Catechol-O-Methyltransferase (COMT)	Seite 28
2.2.1. Präfrontaler Kortex (PFC) und exekutive Funktionen	Seite 28
2.2.2. Die Rolle der Catechol-O-Methyltransferase (COMT)	Seite 30
3. Material und Methoden	Seite 37
3.1. Beschreibung und Einteilung der Probanden	Seite 37
3.2. Leistungsdiagnostik und Trainingsplanung	Seite 39
3.2.1. Theoretischer Hintergrund der Feldtests	Seite 39
3.2.2. Praktische Durchführung der Feldtests	Seite 40

3.2.3. Trainingsplanung		Seite 41
3.3.	**Psychologische Tests**	**Seite 42**
	3.3.1. Schlauchfiguren	Seite 43
	3.3.2. Stroop	Seite 43
	3.3.3. N-Back	Seite 44
	3.3.4. Dots Mixed	Seite 45
3.4.	**Molekularbiologische Methoden**	**Seite 45**
	3.4.1. DNA-Isolierung aus Vollblut	Seite 45
	3.4.2. DNA-Konzentrationsbestimmung	Seite 45
	3.4.3. Polymerase Chain Reaction (PCR)	Seite 46
	3.4.4. Kontrolle der PCR-Produkte - Agarosegel-Elektrophorese	Seite 48
	3.4.5. Restriktionsanalyse (Nla III)	Seite 48
	3.4.6. Detektion der Restriktionsfragmente - PAGE	Seite 50
4. Ergebnisse		**Seite 53**
4.1. Allgemeine Anmerkungen		Seite 53
	4.1.1. Statistische Auswertung - Software	Seite 54
4.2.	**Leistungsdiagnostik (T1, T2 und im Längsschnitt [T1→T2])**	**Seite 55**
	4.2.1. Allgemeine Anmerkungen	Seite 55
	4.2.2. Leistungsstand der Probanden zu Beginn der Studie (T1)	Seite 55
	4.2.3. Leistungsstand der Probanden am Ende der Studie (T2)	Seite 56
	4.2.4. Leistungsdiagnostik im Längsschnitt (T1→T2)	Seite 56
	4.2.5. Zusammenfassung Leistungsdiagnostik	Seite 57
4.3.	**Psychologische Tests und Fitness**	**Seite 58**
	4.3.1. Allgemeine Anmerkungen	Seite 58
	4.3.2. Schlauchfiguren	Seite 59
	4.3.3. Stroop	Seite 63
	4.3.4. N-Back	Seite 68
	4.3.5. Dots Mixed	Seite 72

4.4. Psychologische Tests und Genotyp — Seite 77

    4.4.1. COMT-Polymorphismus und Genotypisierung der Probanden — Seite 77

    4.4.2. COMT-Genotyp und Schlauchfiguren — Seite 78

    4.4.3. COMT-Genotyp und Stroop — Seite 79

    4.4.4. COMT-Genotyp und N-Back — Seite 80

    4.4.5. COMT-Genotyp und Dots Mixed — Seite 81

    4.4.6. Zusammenfassung Psychologische Tests und Genotyp — Seite 85

4.5. Psychologische Tests, Fitness und Genotyp — Seite 83

    4.5.1. COMT-Genotyp, Schlauchfiguren und Fitness — Seite 84

    4.5.2. COMT-Genotyp, Stroop und Fitness — Seite 85

    4.5.3. COMT-Genotyp, N-Back und Fitness — Seite 86

    4.5.4. COMT-Genotyp, Dots Mixed und Fitness — Seite 88

    4.5.5. Zusammenfassung Psychologische Tests, Fitness u. Genotyp — Seite 89

5. Diskussion — Seite 91

    5.1. Allgemeine Anmerkungen — Seite 91

    5.2. Leistungsdiagnostik (T1, T2 und im Längsschnitt [T1→T2]) — Seite 92

        5.2.1. Kurze Zusammenfassung der Ergebnisse — Seite 92

        5.2.2. Leistungsstand der Probanden zu Beginn der Studie (T1) — Seite 92

        5.2.3. Leistungsdiagnostik im Längsschnitt (T1→T2) — Seite 93

    5.3. Psychologische Tests und Fitness — Seite 96

        5.3.1. Allgemeine Anmerkungen — Seite 96

        5.3.2. Räumliches Vorstellungsvermögen (Schlauchfiguren) — Seite 97

        5.3.3. Exekutive Funktionen (Stroop, N-Back und Dots Mixed) — Seite 99

    5.4. Psychologische Tests, Fitness und Genotyp — Seite 103

        5.4.1. COMT-Polymorphismus und Genotypisierung — Seite 103

        5.4.2. Psychologische Tests und Genotyp — Seite 104

        5.4.3. Psychologische Tests und Genotyp im Längsschnitt (T1→T2) — Seite 107

6. Zusammenfassung, Fazit und Ausblick — Seite 109

7. Literatur — Seite 113

Abkürzungsverzeichnis

Sämtliche Abkürzungen sind auch im Text erklärt. Abkürzungen, die mehr als einmal verwendet wurden, sind im Folgenden kurz zusammengefasst.

ADHS	Aufmerksamkeitsdefizit-/Hyperaktivitätsstörung
ANOVA	Analysis of Variance
bp	Basenpaare
BDNF	Brain-Derived Neurotrophic Factor
BMI	Body Mass Index
BSA	Bovines Serumalbumin
CA1 bis CA4	Projektionsgebiete im Hippokampus
COMT	Catechol-O-Methyltransferase
DNA	Deoxyribonucleic Acid
dNTP	desoxy-Nukleosidtriphosphat
EDTA	Ethylendiamintetraacetat
EEG	Elektro-Enzephalographie
fMRT	funktionelle Magnetresonanztomographie
Kontrolle_w	Kontrollgruppe (weiblich)
Läufer_w	Läufergruppe (weiblich)
LTP	Long-term Potentiation
M.	Morbus
MAO	Monoamin-Oxidase
MB	Membrane-Bound
Met	Methionin
mmol/l	Millimol pro Liter
mRNA	messenger RNA (Ribonukleinsäure)
msec	Millisekunde
MTLA	Medizinisch-technische Laboratoriumsassistenz
NMDA	N-Methyl-D-Aspartat
OECD	Organisation for Economic Co-operation and Development
PANAS	The Positive and Negative Affect Schedule
PAGE	Polyacrylamidgel-Elektrophorese
PCR	Polymerase Chain Reaction
PFC	Präfrontaler Kortex
PWC	Physical Working Capacity
RFLP	Restriktionsfragment-Längen-Polymorphismus
RT	Reaktionszeit
S	Soluble
SAM	S-Adenosylmethionin
SSV	Schwimm- und Sportverein
T1	Messzeitpunkt 1 (Beginn der Studie)
T2	Messzeitpunkt 2 (Ende der Studie)
TV	Turnverein
Val	Valin
VVM	Visual and Verbal Memory Test
WCST	Wisconsin Card Sorting Test
ZNL	Transferzentrum für Neurowissenschaften und Lernen
ZNS	Zentrales Nervensystem

1. Einleitung

1.1. Art und Ziel der Studie

Die vorliegende Dissertation basiert auf einer Studie, die in den Jahren 2005 (Pilotstudie) und 2006 (Hauptstudie) durchgeführt wurde, und der im Wesentlichen 2 Fragestellungen zugrunde liegen:

1. Kann ein bei Älteren bereits belegter, positiver Einfluss körperlicher Aktivität auf die Leistungsfähigkeit des Gehirns (Hillman, Erickson & Kramer [2008]) auch bei jungen Erwachsenen nachgewiesen werden?

2. Welche Rolle kommt dem Neurotransmitter Dopamin als mögliche Grundlage neurophysiologischer Anpassungsreaktionen infolge Ausdauer-Lauftrainings zu?

Die gemeinsame Leitung der Studie lag bei Ralf K. Reinhardt (Akademie für Gesundheitsberufe, Universitätsklinikum Ulm) und Sanna Stroth (Transferzentrum für Neurowissenschaften und Lernen [ZNL], Ulm).

Der Inhalt der vorliegenden Arbeit bezieht sich vollständig auf den Teil der Studie, der vom Autor eigenverantwortlich oder in Zusammenarbeit mit Sanna Stroth durchgeführt wurde. EEG-Untersuchungen, die in Ergänzung der molekularbiologischen Methoden eigenverantwortlich von Sanna Stroth durchgeführt wurden, sind Gegenstand der Dissertation von Sanna Stroth [2009] und werden dort ausführlich beschrieben und diskutiert.

Die Pilotstudie 2005 wird in Kapitel 1.3. zusammenfassend dargestellt. Ihr Ziel war in erster Linie, die bei älteren Probanden bereits hinreichend belegten positiven Effekte körperlicher Aktivität auf kognitive Parameter in der bislang wenig beachteten Gruppe junger Erwachsener (19,7 ± 3,3 Jahre) nachzuweisen und zu dokumentieren.

Auf Grundlage der positiven Ergebnisse unserer Pilotstudie wurde eine qualitativ (zusätzlich Molekularbiologie und EEG) und quantitativ (63 anstatt 28 Probanden) wesentlich aufwändigere Hauptstudie 2006 konzipiert, die neben der Dokumentation kognitiver Parameter Einblicke in die zugrunde liegenden neurophysiologischen Vorgänge ermöglichen sollte. Der allgemeine Aufbau der Hauptstudie 2006 ist in Kapitel 1.4. ausführlich dargestellt, Ergebnisse (Kapitel 4) und Diskussion der Ergebnisse (Kapitel 5) der Hauptstudie 2006 sind wesentlicher Bestandteil der vorliegenden Arbeit.

1.2. Interdisziplinäre Kooperationspartner

Eine Besonderheit und eine Stärke der Hauptstudie 2006 war die Einbeziehung und Koordination einer Vielzahl an Institutionen und Kompetenzen.
Beteiligt an der Durchführung und am Gelingen der Studie waren:

Akademie für Gesundheitsberufe
Universitätsklinikum Ulm

Direktor: PD Dr. Karl-Heinz Tomaschko

Leitung der Schule für medizinisch-technische Laboratoriumsassistenz (MTLA): Christine Meißle

Sämtliche Proband(en)/-innen sind Schüler/-innen der Akademie für Gesundheitsberufe. Die Pilotstudie 2005 wurde an der MTLA-Schule durchgeführt, an der Hauptstudie 2006 waren sämtliche Schulen der Akademie beteiligt.

Transferzentrum für Neurowissenschaften und Lernen (ZNL), Ulm
Geschäftsführung: Michael Fritz

Forschungsleitung: Dr. Katrin Hille

Die Finanzierung der Forschungsarbeiten (Verbrauchsmaterialien, Pulsuhren, usw.) lag in erster Linie beim Transferzentrum für Neurowissenschaften und Lernen (ZNL).

Das ZNL war zudem Anlauf- und Koordinationspunkt für zahlreiche an der Studie beteiligte Institutionen und Wissenschaftler.

Institut für Sport und Sportwissenschaft
Universität Karlsruhe (TH)

Leitung: Prof. Dr. Klaus Bös

Die vorliegende Arbeit wird betreut und begleitet von Prof. Dr. Klaus Bös.

Ergometrie und Trainingsplanung der Hauptstudie 2006 lagen in den Händen von Matthias Schneider, Universität Karlsruhe (Schneider [2006]).

Allgemeine Zoologie und Endokrinologie (Biologie 1)
Universität Ulm

Leitung: Prof. Dr. Klaus-Dieter Spindler; Labors von Prof. Dr. Wolfgang Weidemann

Hier wurden DNA-Extraktionen und molekularbiologische Analysen durchgeführt.

Klinik für Psychiatrie und Psychotherapie III
Universitätsklinikum Ulm

Leitung: Prof. Dr. Dr. Manfred Spitzer

Prof. Dr. Dr. Manfred Spitzer betreut die vorliegende Arbeit als Zweitgutachter.

In den Labors der Psychiatrie III wurden die EEG-Ableitungen durchgeführt.

1.3. Pilotstudie 2005

Die vorliegende Dissertation bezieht sich hauptsächlich auf die Ergebnisse der Hauptstudie 2006. Als unverzichtbarer Bestandteil und Voraussetzung der Gesamtstudie soll die Pilotstudie 2005 dennoch auf den folgenden Seiten kurz vorgestellt und zusammengefasst werden. Für eine ausführlichere Darstellung der Pilotstudie 2005 siehe Stroth, Hille, Spitzer & Reinhardt [2008] (Veröffentlichung im Anhang).

1.3.1. Probanden

Probanden der Pilotstudie 2005 waren 28 Schüler/-innen (7 Männer und 21 Frauen) der Schule für medizinisch-technische Laboratoriumsassistenz (MTLA) an der Akademie für Gesundheitsberufe des Universitätsklinikums Ulm, im Alter von 17 bis 29 Jahren (19,7 ± 3,3). Die Probanden besuchten als Unterkurs (2004-2007) denselben Unterricht und hatten denselben Wochenablauf.

Die Probanden waren gesund, nicht in ärztlicher Behandlung und nahmen keinerlei das Zentrale Nervensystem (ZNS) beeinflussende Medikamente. Eine Probandin wurde gleich zu Beginn der Studie wegen Schwangerschaft ausgeschlossen.

Auf ein nach Geschlecht differenziertes Studiendesign (siehe Hauptstudie 2006) wurde zugunsten einer höheren Anzahl an Proband(en)/-innen verzichtet.

1.3.2. Ergometrie und Laktatmessung

Die individuelle Leistungsfähigkeit der Proband(en)/-innen wurde zu Beginn und am Ende der Trainingseinheiten durch eine Fahrrad-Ergometrie (ErgoFit ® ErgoCycle Typ 271 mit Wirbelstrombremse und in Watt einstellbarer Belastung) ermittelt. Vom Ruhepuls ausgehend wurde die Belastung in 2-Minuten-Schritten um jeweils 25 Watt erhöht (Tretgeschwindigkeit: 70 Umdrehungen pro Minute). Am Ende jedes Intervalls wurde der Puls notiert (ermittelt durch Pulsmesser der Firma Polar Elektro ® [Modell F6]) und aus Kapillarblut (Fingerkuppe) der Laktatwert bestimmt (Accutrend ® Lactate [Roche Diagnostics Mannheim, Deutschland, Art.Nr. 3012522001] mit Teststreifen [Art.Nr. 3012654171]).

Die Proband(en)/-innen waren gehalten, bis zur Erschöpfung durchzuhalten. Die Ergebnisse wurden dokumentiert und waren Grundlage für die Erstellung der individuellen Trainingspläne sowie für die Vergleiche (T1→T2) der individuellen Leistungsfähigkeit.

1.3.3. Einteilung der Gruppen

Ausgehend von Fragebögen zur sportlichen Aktivität wurden die Proband(en)/-innen unterschiedlichen Leistungsgruppen zugeordnet, aus denen die Proband(en)/-innen dann wiederum zufällig 2 Gruppen zugeordnet wurden. So war sichergestellt, dass beide Gruppen soweit möglich das gesamte Leistungsspektrum des Kurses repräsentierten und somit am ehesten vergleichbar waren.

Die Studie 2005 war als Crossover-Studie angelegt, d.h. sie bestand aus zwei sechswöchigen Abschnitten, in denen jeweils eine der beiden Gruppen einem Lauf-Trainingsplan folgend trainierte, während die andere Gruppe gehalten war, sportliche Aktivitäten möglichst zu meiden.

Nach den ersten 6 Wochen wurde gewechselt, d.h. die Laufgruppe wurde zur Kontrollgruppe und umgekehrt.

Zwischen den beiden 6-wöchigen Interventionsintervallen lagen 9 Wochen Sommerferien.

1.3.4. Trainingsprogramm

Auf Grundlage der Ergometrie wurden individuelle Trainingsprogramme für die Teilnehmer/-innen der jeweiligen Laufgruppe erstellt.

Die jeweils 6 Wochen umfassenden Trainingsprogramme waren in 3 Abschnitte à 2 Wochen unterteilt. Die Dauer des Lauftrainings war durchweg auf 30 Minuten angesetzt. Gelaufen wurde 3x pro Woche. Die Läufer/-innen wurden mit Pulsuhren ausgestattet (Polar Elektro ® [Modell F6]), die Intensität der Belastung wurde in den ersten beiden Wochen auf 70-90% des Pulswerts an der anaeroben Schwelle (Grundlagenausdauer I) festgelegt. In den Wochen 3 und 4 wurde die Intensität auf 90-100% des Pulswerts an der anaeroben Schwelle (Grundlagenausdauer II) erhöht, und in den letzten beiden Wochen wurde es den Läufer(n)/-innen freigestellt, im Bereich zwischen 70% und 100% des Pulswerts an der anaeroben Schwelle zu laufen.

Die Teilnehmer/-innen hatten ein Lauftagebuch zu führen.

1.3.5. Psychologische Tests

Die folgenden psychologischen Tests kamen zur Anwendung:

Visual and Verbal Memory Test (VVM) (Schellig & Schächtele [2001])
Der VVM ist ein Test, um das visuell-räumliche und/oder das verbale Gedächtnis zu überprüfen. Im ersten Fall geht es darum, sich Wege auf Stadtplänen einzuprägen und wiederzugeben, im zweiten Fall geht es darum Namen, Zahlen und Eigenschaften (z.B. eines Gebäudes) zu erinnern.

d2 Test of Attention (Brickenkamp [2002])
Der d2 verlangt, unter Zeitdruck bestimmte Zeichen (ein „d" mit 2 Strichen) unter einer Vielzahl anderer Zeichen (d´s mit $\neq$ 2 Strichen) herauszufinden und zu markieren. Dokumentiert werden gemachte Fehler als Ausdruck der Konzentrationsfähigkeit.

The Positive and Negative Affect Schedule (PANAS) (Krohne et al., [1996])
Der PANAS fragt nach der Stimmung der Proband(en)/-innen. Ein Fragebogen enthält 10 positiv belegte und 10 negativ belegte Stimmungseigenschaften („interessiert", „bekümmert", usw.), zu denen Stellung genommen werden muss (Bezugszeitraum: Die letzte Woche). So erlaubt der PANAS die getrennte Bewertung negativer und positiver Emotionen.

Wichtig ist, dass die psychologischen Tests nicht im unmittelbaren Anschluss an das Lauftraining, sondern tags darauf im Unterricht stattfanden. Der Grund dafür ist, dass längerfristige (und nicht akute) Effekte erfasst werden sollten.

1.3.6. Ergebnisse

Die Darstellung der Ergebnisse bezieht sich auf Teil 1 der Pilotstudie 2005, also auf die ersten 6 Wochen. Die Veränderungen der Testparameter waren prinzipiell auch in der Läufergruppe des 2. Teils (nach dem Crossover) nachweisbar, allerdings waren die Veränderungen in den Reihen der Läufer/-innen (Teil 1) offensichtlich noch immer vorhanden, so dass sich die beiden Gruppen im Verlauf des 2. Teils der Pilotstudie 2005 lediglich einander näherten und somit Unterschiede zwischen beiden Gruppen am Ende der Pilotstudie 2005 nicht (mehr) nachweisbar waren.

Körperliche Leistungsfähigkeit (PWC-Wert)

Betrachtet man die Ergebnisse des ersten Teils der Studie, dann zeigt sich zunächst eine signifikante Wechselwirkung (p= 0,002) zwischen Gruppe und Zeit im Bereich der körperlichen Leistungsfähigkeit. Bonferroni-korrigierte *post hoc*-Analysen ergeben, dass der PWC-Wert (4mmol/l) (Physical Working Capacity = Belastung [Watt] bei 4mmol/l Laktat / Körpergewicht [kg]) innerhalb der Läufergruppe deutlich verbessert wurde (p= 0,04), während eine Verbesserung in der Kontrollgruppe ausblieb (p= 1,0).

Visual and Verbal Memory Test (VVM)

Im Bereich Kognition erbrachte der VVM unterschiedliche Ergebnisse in den Bereichen visuell-räumliches Gedächtnis bzw. verbales Gedächtnis.

Während speziell die Laufgruppe bereits nach 6 Wochen Lauftraining ihre Leistung im Bereich visuell-räumliches Gedächtnis signifikant verbessern konnte (p= 0,01; p(Kontrollen)= 1,0; Bonferroni-korrigiert) (Wechselwirkung [Gruppe/Zeit]: p= 0,01), blieb eine Verbesserung der Läufer/-innen im Bereich verbales Gedächtnis aus (Wechselwirkung [Gruppe/Zeit]: p= 0,86).

d2 Test of Attention

Betrachtet man die Konzentrationsfähigkeit im d2-Test, so zeigt sich eine tendenzielle Verbesserung der Läufergruppe (Wechselwirkung [Gruppe/Zeit]: p= 0,08) hinsichtlich der Bearbeitungsgeschwindigkeit. Hinsichtlich der Fehlerzahl bleibt die Wechselwirkung zwischen Gruppe und Zeit weniger deutlich (p= 0,15). *Post hoc*-Analysen zeigen einen tendenziellen Rückgang der Fehlerzahl in der Läufergruppe (p= 0,07), der in der Kontrollgruppe nicht zu beobachten ist (p= 1,0).

The Positive and Negative Affect Schedule (PANAS)

Der Test unterscheidet zwischen positiven und negativen Emotionen.

Hinsichtlich der positiven Emotionen kann eine deutliche Wechselwirkung zwischen Gruppe und Zeit festgestellt werden (p= 0,01). Bonferroni-korrigierte *post hoc*-Betrachtungen zeigen, dass die Zunahme positiver Stimmung auf die Läufer (p= 0,02) und nicht auf die Kontrollgruppe (p= 1,0) zurückgeht.

Im Bereich der negativen Emotionen ist eine Wechselwirkung zwischen Gruppe und Zeit als Tendenz erkennbar (p= 0,06). Diese Tendenz spiegelt den leichten Rückgang negativer Emotionen in der Läufergruppe wider, der bei den Kontrollen nicht erkennbar ist. *Post hoc* betrachtet zeigen sich hier allerdings keine signifikanten Effekte - weder innerhalb noch zwischen den Gruppen.

1.3.7. Zusammenfassung und Diskussion

Zusammenfassung

Die Probanden der Läufergruppe verbesserten ihre körperliche Leistungsfähigkeit im Verlauf des 6-wöchigen Interventionszeitraums deutlich (p= 0,04).
Parallel dazu verbesserte sich die Leistungsfähigkeit im Bereich visuell-räumliches Gedächtnis bei den Läufer(n)/-innen signifikant (p= 0,01; Kontrollen: p= 1,0), wohingegen ein ähnlich deutlicher Effekt im Bereich verbales Gedächtnis bei beiden Gruppen ausblieb.
Der d2-Test dokumentierte lediglich tendenzielle Verbesserungen der Läufer/-innen in den Bereichen Bearbeitungsgeschwindigkeit und Fehlerzahl, und keinerlei Verbesserungen bei den Kontrollen.
Im Bereich Stimmung verstärken die Läufer/-innen signifikant positive Emotionen, während negative Emotionen zumindest tendenziell zurückgehen. Beide Effekte treten in der Kontrollgruppe nicht auf.

Diskussion

Die folgende Diskussion der Ergebnisse der Pilotstudie 2005 ist bewusst kurz gehalten. Einzelne Ergebnisse der Pilotstudie werden bei der Diskussion der Hauptstudie (Kapitel 5. Diskussion) ernout ausgegriffen und dort im entsprechenden Zusammenhang diskutiert.

Hervorzuheben ist zunächst die bereits nach 6 Wochen aeroben Ausdauertrainings deutlich verbesserte körperliche Leistungsfähigkeit der Probanden.
Eine Grundlage dieses Trainingserfolgs ist sicher die konsequente Verfolgung des vorgegebenen Trainingsprogramms (siehe Abschnitt 1.3.4. Trainingsprogramm). Das Lauftraining war in den laufenden Unterricht integriert (d.h. die Teilnahme wurde kontrolliert), die Pulsbereiche wurden vorgegeben (Überwachung mit Pulsuhr Polar Elektro ® [Modell F6]), und der Trainingsfortschritt wurde mit Hilfe eines Lauftagebuchs dokumentiert.
Als angenehm empfunden wurde das gelockerte Trainingsprogramm der Wochen 5 und 6, bei dem ein weit gefasster Pulsbereich ein Training nach individuellen Vorlieben möglich machte (die Wochen 3 und 4 waren teilweise als sehr anstrengend empfunden worden).
Als weitere Grundlage des Trainingserfolgs ist sicher die anfangs teilweise wenig entwickelte körperliche Fitness einiger Proband(en)/-innen zu sehen. Zahlreiche Studien berichten über asymptotisch verlaufende Leistungssteigerungen mit großen Fortschritten besonders in den ersten Trainingswochen (Kindermann, Simon & Keul [1979]).

Hinsichtlich der psychologischen Tests zeigen sich die deutlichsten Ergebnisse der Pilotstudie im Bereich visuell-räumliches Gedächtnis. Die signifikante Verbesserung ausschließlich der Läufer/-innen in diesem Bereich bestätigt eine im Tierversuch bereits gewonnene Erkenntnis, dass sich Bewegung und körperliche Aktivität positiv auf die räumliche Orientierung auswirkt.

So konnten z.b. Vaynman, Ying & Gomez-Pinilla [2004] nachweisen, dass im Laufrad trainierte Ratten eher in der Lage sind, sich im trüben Wasser zu orientieren und dort versteckte Plattformen wiederzufinden. Zahlreiche Studien deuten auf eine in diesem Zusammenhang zentrale Rolle des Hippokampus, die in den Kapiteln „2.1.3. Neurophysiologische Anpassungsraktionen" sowie im Diskussionsteil ausführlich besprochen wird.

Ergänzend dazu belegen jüngere Studien (Mehta & Riedel [2006]) eine Beteiligung des präfontalen Kortex (PFC) im Bereich räumliches Arbeitsgedächtnis. Dass gerade die Leistung des PFC durch körperliche Aktivität verbessert werden kann, ist ein Ergebnis der Hauptstudie 2006 und soll hier nicht vorab diskutiert werden (siehe S. 81ff).

Die im Bereich verbales Gedächtnis vollständig ausbleibende Verbesserung ist auf Grundlage des momentanen, teilweise noch sehr widersprüchlichen und rudimentären Wissensstands nicht zufriedenstellend interpretierbar.

Eine Schlüsselposition mag der Hippokampus einnehmen, der nach Kandel et al. [1996] in die Verarbeitung verbaler Gedächtnisinhalte nicht einbezogen wird, wohl aber in die Verarbeitung räumlicher Komponenten (siehe oben).

Hier ist Raum und Bedarf für weitergehende, vergleichende Studien gegeben.

Der d2-Test dokumentiert lediglich tendenzielle Verbesserungen der Läufer/-innen hinsichtlich Konzentrations- und Aufmerksamkeitsleistungen und zeigt sich damit wenig sensitiv gegenüber Veränderungen der Fitness.

Chodzko-Zajko, Schuler, Solomon, Heinl & Ellis [1992], deren Untersuchungen allerdings ältere Probanden als Zielgruppe hatten, berichten über einen ähnlichen Effekt und spekulieren, dass die Vorgehensweise beim d2-Test (das markieren von „d´s") eine automatisierbare Komponente enthält, und dass sich diese automatisierbare Komponente weniger veränderlich gegenüber Trainingseffekten zeigt als vergleichbare Konzentrationstests, die eine stärkere, bewusst kontrollierbare Komponente enthalten.

Im Bereich „Positive Emotionen" verbessern sich die Läufer/-innen signifikant (p= 0,02; Kontrollen: p= 1,0) - ein Effekt körperlicher Aktivität, der besonders bei depressiven Patienten bereits beschrieben wurde (Blumenthal et al. [2007]), aufgrund widersprüchlicher

Ergebnisse im Bereich junger Erwachsener allerdings kontrovers diskutiert wird (Morgan [1997]). Ebenfalls kontrovers diskutiert wird in diesem Zusammenhang die erforderliche Dauer der körperlichen Intervention. Meta-Analysen kommen hier zu widersprüchlichen Ergebnissen, die teilweise deutliche Effekte bereits nach einem Zeitraum von 1 bis 6 Wochen (Arent, Landers & Etnier [2000]) feststellen, teilweise aber auch einen Mindest-Interventionszeitraum von 15 Wochen für deutliche Ergebnisse angeben (North, McCullagh & Tran [1990]).

Insgesamt wird bei der Diskussion der Ergebnisse der Pilotstudie 2005 deutlich, dass zahlreiche Fragen offen sind, und dass weitere Studien wünschenswert wären.
Mehr dazu in der folgenden Überleitung zur Hauptstudie 2006.

1.3.8. Fazit und Überleitung zur Hauptstudie 2006

Erklärtes Ziel der Pilotstudie 2005 war zunächst, einen an Älteren und psychisch kranken Probanden bereits belegten positiven Effekt körperlicher Aktivität auf die Leistungsfähigkeit des Gehirns in der Gruppe junger Erwachsener ebenfalls nachzuweisen.

Nachdem dieses Ziel im Bereich räumlich-visuelles Gedächtnis und tendenziell auch im d2-Test of Attention erreicht wurde, konnte eine qualitativ und quantitativ wesentlich aufwändigere Hauptstudie 2006 folgen.

Die Hauptstudie 2006 sollte einerseits die bereits gewonnen Erkenntnisse (räumlich-visuelles Gedächtnis) bestätigen, andererseits aber auch, im Sinne einer von Hillman et al. [2008] geforderten Standardisierung und Fokussierung, Veränderungen im Bereich der exekutiven Funktionen (siehe 2.2.1. Präfrontaler Kortex [PFC] und exekutive Funktionen) abbilden.

Um Langzeiteffekte zu erkennen und zu dokumentieren sollte der Interventionszeitraum auf 17 Wochen verlängert werden. Zudem wurden deutlich mehr Probanden einbezogen, um die Aussagekraft der Ergebnisse zu verbessern.

In Ergänzung der psychologischen Test sollten umfangreiche molekularbiologische und elektroenzephalographische Methoden Einblicke in die neurophysiologischen Grundlagen der durch körperliche Aktivität veränderlichen kognitiven Parameter ermöglichen.

1.4. Hauptstudie 2006 - Aufbau der vorliegenden Arbeit

Im folgenden Kapitel (Wissenschaftlicher Hintergrund) wird zunächst der wissenschaftliche Kontext der vorliegenden Arbeit beschrieben.

Dabei wird in erster Linie auf den aktuellen Stand der Forschung in den beiden für die Hauptstudie relevanten Bereichen „Körperliche Aktivität und Kognition" sowie „Neurophysiologische Anpassungsreaktionen" eingegangen.

Ein zweiter Abschnitt dieses Kapitels ist der Catechol-O-Methyltransferase (COMT) gewidmet, einem Enzym, das u.a. den Neurotransmitter Dopamin abbaut und sich wegen eines existierenden Polymorphismus (es gibt 2 unterschiedlich schnell arbeitende Isoformen dieses Enzyms) eignet, eine mögliche Dopamin-Beteiligung an den beschriebenen neurophysiologischen Anpassungsreaktionen nachzuweisen oder auszuschließen.

Kapitel 3 (Material und Methoden) dient der Beschreibung der Probanden sowie der wissenschaftlichen Methodik (Leistungsdiagnostik, Trainingsplanung, Psychologische Tests und molekularbiologische Methoden) und der statistischen Auswertung.

In Kapitel 4 werden die Ergebnisse der Hauptstudie vorgestellt - eine Interpretation der Ergebnisse bleibt Kapitel 5 (Diskussion) vorbehalten.

Kapitel 4 (Ergebnisse) ist in die folgenden Abschnitte unterteilt:

- 4.1. Leistungsdiagnostik

    Dokumentation des Leistungsstands zu Beginn der Studie (T1), am Ende der Studie (T2), sowie der Entwicklung der Fitness über die Zeit (Längsschnitt).

- 4.2. Psychologische Tests und Fitness

    Hier wird die Entwicklung der kognitiven Parameter (exekutive Funktionen und räumliches Vorstellungsvermögen) beider Probanden-Gruppen (Läuferinnen und Kontrollen) über die Zeit beschrieben und verglichen. Betrachtet werden die einzelnen psychologischen Tests jeweils in Hinblick auf die allgemeine Entwicklung über die Zeit, sowie in Bezug auf die Eingangsfitness (fit/unfit) und eine gegebene (oder nicht gegebene) Leistungsverbesserung der Probanden über die Zeit.

- 4.3. Psychologische Tests und Genotyp

    Dieser Abschnitt zeigt, dass schon zu Beginn der Studie (T1) Leistungsunterschiede in den psychologischen Tests bestehen, die mit dem Genotyp der Catechol-O-Methyltransferase (COMT) korrelieren und offenbar auf unterschiedlichen Dopaminspiegeln im präfrontalen Kortex beruhen.

- 4.4. Psychologische Tests, Fitness und Genotyp

    Abschnitt 4.4. zeigt die Entwicklung 3 Genotypen (val/val, met/val und met/met) über die Zeit.

Im Mittelpunkt des Interesses steht dabei die Frage, ob zum Zeitpunkt T1 bestehende Unterschiede zum Zeitpunkt T2 noch immer bestehen, bzw. ob sich die verschiedenen Genotypen unterschiedlich entwickelt haben (was eine Beteiligung des Dopaminstoffwechsels bei den kognitiven Effekten des Lauftrainings nahe legen würde).

Am Ende eines jeden Abschnitts findet sich eine kurze Zusammenfassung der Ergebnisse.

In Kapitel 5 (Diskussion) werden die Ergebnisse kritisch betrachtet und (wenn möglich) im Vergleich zu anderen Studien diskutiert.

Kapitel 5 ist in die folgenden Abschnitte unterteilt:

- 5.1. Allgemeine Anmerkungen
- 5.2. Leistungsdiagnostik

    Hier wird v.a. die (geringer als erwartet ausfallende) Leistungsverbesserung der Läuferinnen über die Zeit diskutiert.

- 5.3. Psychologische Tests und Fitness

    In diesem Abschnitt werden die Ergebnisse im Bereich der kognitiven Parameter „Räumliches Vorstellungsvermögen" und „Exekutive Funktionen" separat betrachtet, und hier wird die Frage nach dem allgemeinen Effekt aeroben Ausdauertrainings auf die untersuchten kognitiven Parameter beantwortet und diskutiert.

- 5.4. Psychologische Tests, Fitness und Genotyp

    Abschnitt 5.4. erörtert Zusammenhänge zwischen COMT-Genotyp und kognitiver Leistungsfähigkeit und diskutiert die genotypspezifische Entwicklung kognitiver Parameter als Hinweis auf eine Beteiligung des Dopaminstoffwechsels an den zugrunde liegenden neurophysiologischen Anpassungsprozessen.

Am Beginn jedes Abschnitts findet sich eine kurze Zusammenfassung der Ergebnisse.

Kapitel 6 (Zusammenfassung, Fazit und Ausblick) fasst die Ergebnisse der Studie möglichst kurz zusammen und zeigt Perspektiven für die Zukunft.

Den Abschluss der vorliegenden Arbeit bilden Literaturhinweise, eine Authentizitätserklärung sowie (im Anhang) eine erste Veröffentlichung zur Pilotstudie 2005.

2. Wissenschaftlicher Hintergrund

Die folgenden Abschnitte dienen dazu, die vorliegende Arbeit in einen wissenschaftlichen Kontext zu setzen und den momentanen Stand der Forschung aufzuzeigen.
Besonders wichtig im Sinne der Fragestellung unserer Studie ist zunächst Abschnitt 2.1.2. (Körperliche Aktivität und Kognition), in dem auf bislang bekannte Zusammenhänge zwischen körperlicher Aktivität und der Leistungsfähigkeit des Gehirns eingegangen wird.
Der darauf folgende Abschnitt (2.1.3. Neurophysiologische Anpassungsreaktionen) beschreibt eine Vielzahl neurophysiologischer Parameter, die Grundlage einer durch Bewegung induzierten Leistungsverbesserung des Gehirns sind bzw. (soweit bislang nur im Tierversuch belegt) sein könnten. Besonders hervorgehoben wird dabei die Rolle des Dopamin in seiner zentralen Bedeutung als Neurotransmitter des präfrontalen Kortex, dem Sitz der von uns untersuchten exekutiven Funktionen.
Es folgt eine ausführliche Beschreibung und Definition der exekutiven Funktionen (2.2.1. Präfrontaler Kortex [PFC] und exekutive Funktionen) und schließlich eine Einordnung der Catechol-O-Methyltransferase (COMT) als zentrales, dopaminabbauendes Enzym des PFC sowie eine Erläuterung, warum und wie die molekularbiologische Untersuchung der COMT Rückschlüsse auf die neurophysiologischen Grundlagen kognitiver Anpassungsreaktionen erlaubt.
Zunächst jedoch einige allgemeine Informationen zu den vielfältigen Auswirkungen körperlicher Aktivität auf die Physiologie des menschlichen Körpers.

2.1. Körperliche Aktivität und Kognition - Stand der Forschung

2.1.1. Allgemeine Auswirkungen körperlicher Aktivität

Die Auswirkungen körperlicher Aktivität auf unseren Organismus sind vielfältig und in weiten Bereichen gut untersucht.
Aerobes Ausdauertraining bewirkt Anpassungsreaktionen im Bereich der Muskulatur. Es verbessert die Leistungsfähigkeit des Herz-Kreislauf-Systems, des respiratorischen Systems und des Immunsystems (Pahlke [1999]; Hohmann, Lames & Letzelder [2003]).
Körperliche Aktivität beugt altersbedingten Funktionsverlusten der Muskulatur, des Nervensystems und des hormonellen Systems vor (Reinhardt [2008]) und verringert darüber hinaus das Erkrankungsrisiko für kardiovaskulär bedingte Krankheiten, Darmkrebs, Brustkrebs und Fettleibigkeit, sowie für psychisch bedingte Erkrankungen wie Depressionen

und neurodegenerative Erkrankungen wie dem Morbus Alzheimer (US Department of Health and Human Services [2000]; OECD Health Data [2004]; Nelson [2005]).

Insgesamt wirkt regelmäßige körperliche Aktivität gesundheitsfördernd und lebensverlängernd (Lee, Paffenbarger & Hennekens [1997]).

2.1.2. Körperliche Aktivität und Kognition

Schon in den 30er Jahren tauchen erste wissenschaftliche Studien auf, die einen Zusammenhang zwischen körperlicher Aktivität und der Leistungsfähigkeit des Gehirns (Kognition) nachweisen (Burpee & Stroll, [1936]). Es dauerte jedoch weitere 40 Jahre, bis ausgedehntere, systematisch angelegte Studien betrieben wurden - zunächst nur an älteren Menschen. Spirduso und Mitarbeiter veröffentlichen in den 70er Jahren zahlreiche Studien (Spirduso [1975]; Spirduso & Clifford [1978], Spirduso [1980]), die belegen, dass körperliche Aktivität bei älteren Menschen zu verbesserten, schnelleren Reaktionszeiten in psychologischen Tests führt.

Inzwischen sind Korrelationen zwischen aerobem Ausdauertraining (Radfahren oder Laufen) und kognitiven Prozessen hinreichend belegt. Zahlreiche Studien beschäftigen sich mit sog. Lifestyle-Faktoren, zu denen intellektuell anspruchsvolle Beschäftigung, soziale Interaktion, Ernährung und körperliche Aktivität gerechnet werden, und die eine wichtige Rolle für den Erhalt und Ausbau kognitiver Leistungsfähigkeit sowie bei der Vorbeugung neurodegenerativer Erkrankungen wie dem Morbus Alzheimer spielen (Vaynman & Gomez-Pinilla [2006]; Karp, Paillard-Borg, Wang, Silverstein, Winblad & Fratiglioni [2006]; Wilson, Bennett, Bienias, Aggarwal, Mendes De Leon, Morris, Schneider & Evans [2002]).

Was weitgehend fehlt und im wissenschaftlichen Kontext bis heute zu kurz kommt, sind Studien an Kindern und an jungen Erwachsenen (Hillman et al. [2008]).

Zwar belegen einzelne Studien bereits positive Auswirkungen körperlicher Aktivität in weiter gefassten Lebensabschnitten (6. bis 90. Lebensjahr) (Sibley & Etnier [2003]), doch kommen die wenigen Studien dabei teilweise zu unterschiedlichen Ergebnissen, die z.B. einen positiven Effekt körperlicher Aktivität auf die schulische Leistung von Kindern nachweisen (Coe, Pivarnik, Womack, Reeves & Malina [2006]) oder aber keinen derartigen Effekt erkennen lassen (Ahamed, Macdonald, Reed, Naylor, Liu-Ambrose & McKay [2007]).

Meta-Analysen unterstreichen dennoch zunehmend die Rolle körperlicher Aktivität und kommen zu dem Ergebnis, dass - bei aller Unterschiedlichkeit der Fragestellungen und

Ansätze - eine Mehrheit an Studien übereinstimmend einen signifikant positiven Effekt körperlicher Aktivität auf Gehirn und Kognition nachweisen, und außerdem eine deutlich signifikante Korrelation zwischen Verbesserung der Fitness und Verbesserung kognitiver Parameter belegen (Colcombe & Kramer [2003]; Etnier, Nowell, Landers & Sibley [2006]; Heyn, Abreu & Ottenbacher [2004]).

Dringend erforderlich wäre nach Hillman et al. [2008] neben der Ausdehnung der Forschungsschwerpunkte auf Kinder, Jugendliche und junge Erwachsene eine einheitlichere, standardisierte Gestaltung der Studien.
Eine einheitlichere Erfassung kognitiver Parameter, kombiniert mit gleichartiger Gestaltung kommender Studien in Hinblick auf Dauer, Intensität und Art der sportlichen Intervention, Altersspektrum, soziales Umfeld, Ausbildungsgrad und gesundheitlichem Zustand der Probanden sowie der Art und Weise, in der Fitness und Trainingseffekte dokumentiert und bewertet werden, würde eine Vergleichbarkeit schaffen, die heute nicht gegeben ist.

Die vorliegende Studie versucht, dieser Forderung von Hillman et al. [2008] nachzukommen, indem sie sich einerseits mit den zunehmend in den Brennpunkt wissenschaftlichen Interesses rückenden exekutiven Funktionen beschäftigt (siehe Abschnitt 2.2.1. Präfrontaler Kortex und exekutive Funktionen), andererseits aber auch das in der Pilotstudie 2005 durch deutliche Ergebnisse hervor tretende räumliche Vorstellungsvermögen weiter einbezieht.

2.1.3. Neurophysiologische Anpassungsreaktionen

Zahlreiche, überwiegend an Mäusen und Ratten, aber auch am Menschen durchgeführte Studien belegen vielfältige Veränderungen der Histologie und Physiologie des Gehirns in Folge körperlicher Aktivität.

Herholz, Buskies, Rist, Pawlik, Hollmann und Heiss weisen bereits 1987 eine gesteigerte regionale Durchblutung des Gehirns im Verlauf sportlicher Aktivität (Fahrrad-Ergometrie) nach. 5 Jahre später weisen Isaacs, Anderson, Alcantara, Black und Greenough [1992] an Ratten nach, dass Bewegung (1 Monat Laufradtraining) zu verstärkter Kapillarisierung im motorischen Kortex und im Cerebellum führen, was wiederum eine effizientere Durchblutung dieser Bereiche möglich macht.
Wiederum am Menschen konnte elf Jahre später gezeigt werden, dass kardiovaskuläre

Fitness einen bereits ab dem 30. Lebensjahr einsetzenden Rückgang an Gehirngewebe signifikant reduziert (Colcombe, Erickson, Raz, Webb, Cohen, McAuley & Kramer [2003]).

Inzwischen war durch die Arbeiten von Kempermann, Kuhn und Gage [1997], sowie Eriksson, Perfilieva, Björk-Eriksson, Alborn, Nordborg, Peterson & Gage [1998] bekannt, dass im Gyrus dentatus des Hippokampus von Mäusen, und auch im Hippokampus des erwachsenen Menschen, Neuronenteilung und -neubildung lebenslang stattfindet.

Kurz darauf belegten unterschiedliche Forscherteams, dass die neu gebildeten Neurone offensichtlich in die Funktion des Hippokampus involviert werden und ganz besonders im Bereich des Lernens elementar und unverzichtbar sind (Gould, Tanapat, Hastings & Shors [1999]; Scharff, Kirn, Grossman, Macklis & Nottebohm [2000]; Shors, Miesegaes, Beylin, Zhao, Rydel & Gould [2001]).

Kornack & Rakic gehen 2001 der Frage nach, ob es beim erwachsenen Menschen weitere Gehirngebiete gibt, in denen Neuronenteilung lebenslang zu beobachten ist. Ihre Feststellung, dass Neuronenteilung beim Erwachsenen auf den Hippokampus sowie auf den Bulbus olfactorius (sog. Riechkolben; Teil der Riechbahn) beschränkt ist, hat bis heute Gültigkeit.

Betrachtet man vor diesem Hintergrund noch einmal den von Colcombe et al. [2003] beschriebenen neuroprotektiven Effekt körperlicher Aktivität, dann können für den verlangsamten Rückgang neuronalen Gewebes in Folge körperlicher Aktivität einerseits verminderter Neuronenuntergang, andererseits aber auch (zumindest im Hippokampus) Zellproliferation verantwortlich gemacht werden.

Die letzten Jahre galten der intensiven Erforschung möglicher molekularer Hintergründe des neuroprotektiven Effekts körperlicher Aktivität.

Als in diesem Zusammenhang bedeutsames Molekül wurde der Brain-Derived Neurotrophic Factor (BDNF) entdeckt, dem in Bezug auf das Nervengewebe zellerhaltende und wachstumsfördernde Wirkung zugeschrieben wird. Erste Erkenntnisse zum BDNF lieferten 2004 Adlard & Cotman. Sie untersuchten die Auswirkungen von akutem Stress auf das Gehirn von durch 2-stündige Immobilisierung in Stress versetzten Ratten. Die Tiere reagierten zunächst mit verstärkter Kortikoidausschüttung in Verbindung mit einer Erniedrigung der BDNF-Werte. Waren die Versuchstiere allerdings körperlich trainiert (3 Wochen Laufradtraining), zeigten sie im Versuch zwar weiterhin erhöhte Kortikoidwerte, der Rückgang des neuroprotektiven Faktors BDNF blieb jedoch aus.

Bei Ratten, die täglich oder alle 2 Tage im Laufrad waren, fanden Berchtold, Chinn, Chou, Kesslak & Cotman (2005) generell erhöhte BDNF-Werte. Sogar nach 3 Monaten täglichen Trainings stiegen die BDNF-Konzentrationen noch an, wenn gleichzeitig die Trainingsintensität erhöht wurde. Die erhöhten BDNF-Konzentrationen blieben einige Tage erhöht, wenn das Training unterbrochen wurde, und ehemals fitte Tiere hatten schnellere BDNF-Wiederanstiege, wenn sie das Training wieder aufnahmen. Beim Menschen sind die Verhältnisse von Trainingsintensität und BDNF-Dosis bis heute nicht bekannt.

Farmer, Zhao, van Praag, Wodtke, Gage & Christie [2004] bestätigten die genannten Erkenntnisse auf Grundlage molekularbiologischer Methoden, indem sie eine verstärkte BDNF-mRNA-Bildung, aber auch eine gesteigerte Transkription von NMDA-Rezeptoren (Grundlage der Langzeitpotenzierung [LTP; Verstärkung synaptischer Verbindungen, wenn prä- und postsynaptisches Neuron gleichzeitig aktiv sind]) im Gehirn trainierter Ratten nachwiesen.

Die neuroprotektive Wirkung körperlicher Aktivität bildet sicher eine wesentliche Grundlage für den an gut trainierten älteren Menschen und Tieren vielfach belegten verlangsamten Rückgang kognitiver Funktionen (Review: Kramer, Colcombe, McAuley, Scalf & Erickson [2005]). Eine weitere Anpassungsreaktion des Nervensystems am Bewegung und Ausdauertraining ist allerdings im Bereich der Reizübertragung, d.h. des Neurotransmitter-Stoffwechsels zu beobachten.

Hier deutet eine zwar noch recht kleine aber zunehmende Anzahl an Studien einen Zusammenhang zwischen körperlicher Aktivität und Ausschüttung bzw. Stoffwechsel der Neurotransmitter Serotonin, Noradrenalin und Dopamin an (Meeusen [2005]). Während von Serotonin und Noradrenalin bekannt ist, dass sie u.a. die oben angesprochene Erhöhung der BDNF-Konzentration (und damit Neuronenproliferation und -protektion) positiv beeinflussen, ist die Rolle des Dopamin im präfrontalen Kortex und in Bezug auf die exekutiven Funktionen für die vorliegende Studie von ganz besonderem Interesse:

Nachdem am menschlichen Gehirn invasive Methoden wie z.B. Biopsien oder Mikrodialysen *in vivo* nicht möglich sind, versucht die vorliegende Studie eine mögliche Dopamin-Beteiligung an der bewegungsinduzierten Verbesserung der exekutiven Funktionen indirekt über den katabolen Stoffwechsel des Dopamin und über das im präfrontalen Kortex vorherrschende, dopaminabbauende Enzym Catechol-O-Methyltransferase (COMT) nachzuweisen. Das folgende Kapitel beschäftigt sich ausführlich mit der Physiologie der COMT.

2.2. Präfrontaler Kortex, exekutive Funktionen und die Rolle der Catechol-O-Methyltransferase (COMT)

2.2.1. Präfrontaler Kortex (PFC) und exekutive Funktionen

Unter dem Begriff präfrontaler Kortex werden diejenigen Anteile des Neokortex zusammengefasst, die rostral der prämotorischen Rinde bis ganz vorne zum Frontalpol liegen (siehe Abbildung 2.2.1) (Trepel [2004]).

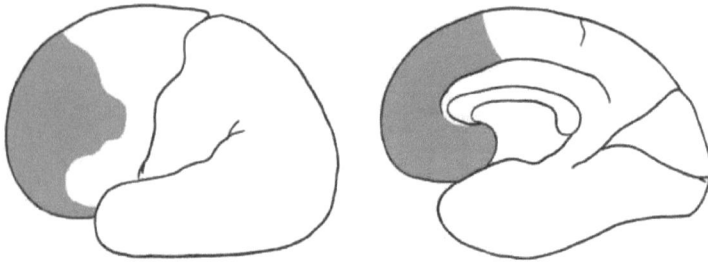

Abbildung 2.2.1: Lokalisation des präfrontalen Kortex (PFC) von lateral (links) und medial gesehen (Abbildung aus Trepel [2004])

Die exekutiven Funktionen sind im Wesentlichen, aber nicht ausschließlich, im präfrontalen Kortex angesiedelt (Pashler [2000]). Sie lassen sich eher funktionell definieren, als anatomisch bestimmten Bereichen des Gehirns vollständig und eindeutig zuordnen.

Funktionell betrachtet zählen zu den exekutiven Funktionen unterschiedliche, nicht klar definierte Kontrollprozesse wie Inhibition (Hemmung automatisierter Prozesse bzw. nicht adäquater Reaktionen), Steuerung bewusster, selektiver Aufmerksamkeit, Fehlererkennung und -korrektur, Planung und vorausschauendes Handeln, sowie der Entwurf von Strategien und die Planung beabsichtigter Handlungen.

Auch das Arbeitsgedächtnis wird zu den exekutiven Funktionen gezählt (Carlson [2003]; Roberts, Robbins & Weiskrantz [2003], Wright, Waterman, Prescott & Murdoch-Eaton [2003]).

Zusammenfassend könnte man die exekutiven Funktionen als Überwachungs- bzw. Kontrollsystem höherer Ordnung bezeichnen.

Klinisch führen schwere, bilaterale Schädigungen des präfrontalen Kortex zu schwersten Persönlichkeitsveränderungen. Symptomatisch sind eine drastische Herabminderung der intellektuellen Fähigkeiten, des psychischen und motorischen Antriebs, der Konzentrationsfähigkeit und der ethischen Grundhaltung.

Betroffene Patienten fallen oftmals durch starke Verlangsamung sowie unkontrolliertes, takt- und schamloses Verhalten auf.

Im Gegensatz dazu kann eine „Überfunktion" des präfrontalen Kortex, z.B. auf Grund pathologisch erhöhter Konzentrationen des im PFC vorherrschenden Neurotransmitters Dopamin (verursacht z.B. durch eine Überaktivität dopaminerger Projektionsneurone aus der Formatio reticularis) Ursache neurologischer Störungen wie beispielsweise schizophrener Symptome (Denk- und Wahrnehmungsstörungen im Sinne von Halluzinationen u.a.) sein (Trepel [2004]).

Die exekutiven Funktionen rücken aus vielerlei Gründen in den Fokus der Hauptstudie 2006. Zunächst zeigen sie sich gegenüber Veränderungen infolge körperlicher Aktivität sehr sensitiv (Hillman et al. [2008]), was sie zum Gegenstand verschiedener, teilweise vergleichbarer Studien macht. Hier sei noch einmal die von Hillman et al. [2008] geforderte Standardisierung der momentan sehr unterschiedlichen Ansätze verschiedener Studien erwähnt, der die Hauptstudie 2006 in diesem Punkt nachkommt.

Darüber hinaus zeigt sich im katabolen Stoffwechsel des im PFC und bei der Verarbeitung der exekutiven Funktionen vorherrschenden Neurotransmitters Dopamin (Tunbridge et al. [2006]) eine Besonderheit, die in der Existenz zweier unterschiedlich schnell arbeitender Isoformen des Enzyms Catechol-O-Methyltransferase (COMT) begründet liegt.

Der Nachweis statistisch bedeutsamer Zusammenhänge zwischen Veränderungen kognitiver Parameter im Bereich der exekutiven Funktionen und dem Auftreten bestimmter COMT-Isoformen würde eine Beteiligung des Dopamin an den genannten Prozessen belegen und neue Erkenntnisse bringen, wo invasive Verfahren unmöglich sind.

Konkret bedeutet das: Sollte ein positiver Einfluss des aeroben Ausdauer-Lauftrainings auf die Leistungsfähigkeit des Gehirns im Bereich der exekutiven Funktionen nachzuweisen sein (erstes Ziel der Studie), und sollte sich weiterhin ein Zusammenhang zwischen Dopamin-Stoffwechsel (d.h. schneller oder langsamer Isoform der COMT) und Verbesserung der exekutive Funktionen zeigen, dann wäre damit eine zentrale Rolle dieses Neurotransmitters als Grundlage der beschriebenen neuronalen Anpassungsreaktionen belegt.

Zunächst aber allgemeine Informationen zur Catechol-O-Methyltransferase (COMT).

2.2.2. Die Rolle der Catechol-O-Methyltransferase (COMT)

Die zunächst folgende, ausführliche Beschreibung der COMT und ihrer Physiologie ist am Ende dieses Kapitels (Seite 31) zusammenfassend und vereinfachend dargestellt.
Dort wird auch noch einmal die zentrale Bedeutung der COMT als „Werkzeug" für die im Rahmen der vorliegenden Studie untersuchte Rolle des Dopamin als Grundlage neuronaler Anpassungsreaktionen unterstrichen.

2.2.2.1. Allgemeine Informationen zur COMT

Die Catechol-O-Methyltransferase (COMT) wurde vor beinahe 50 Jahren erstmals beschrieben (Axelrod & Tomchick [1958]) und ist bis heute Gegenstand zahlreicher Studien, die sich vor allem mit kortikaler Funktion und Dysfunktion beschäftigen.
Das Gen der COMT liegt auf Chromosom 22 (Grossman, Emanuel & Budarf [1992]).
Es codiert für zwei unterschiedliche mRNA-Transkripte, die von verschiedenen AUG-Startcodons aus gebildet werden. Das längere der beiden Transkripte codiert für eine membrangebundene Form der COMT (MB [membrane-bound]-COMT), das kürzere für eine lösliche Form der COMT (S [soluble]-COMT).
Die MB-COMT ist ein 271 Aminoäuren umfassendes Protein. Sie verfügt im Vergleich zur S-COMT (221 Aminosäuren) über 50 zusätzliche hydrophobe Aminosäuren, die der Verankerung der MB-COMT in der neuronalen Membran dienen (Tunbridge et al. [2006]).

Aufgabe beider COMT-Allozyme (MB-COMT und S-COMT) ist es, Catecholamine (z.B. Adrenalin, Noradrenalin und Dopamin) durch die Übertragung einer CH_3-Gruppe zu methylieren und somit zu inaktivieren. Im Fall der Inaktivierung des Neurotransmitters Dopamin (siehe Abbildung 2.2.2.1.1) überträgt die COMT eine Methylgruppe vom S-Adenosylmethionin (SAM) auf eine phenolische Hydroxygruppe des Dopamin, was zur Bildung von 3-Methoxytyramin (3-MT) führt. Durch ein weiteres Enzym (Monoamin-Oxidase [MAO]) wird 3-MT anschließend oxidativ desaminiert und zu Homovanillinsäure (HVA) umgewandelt, das über die Niere ausgeschieden wird.

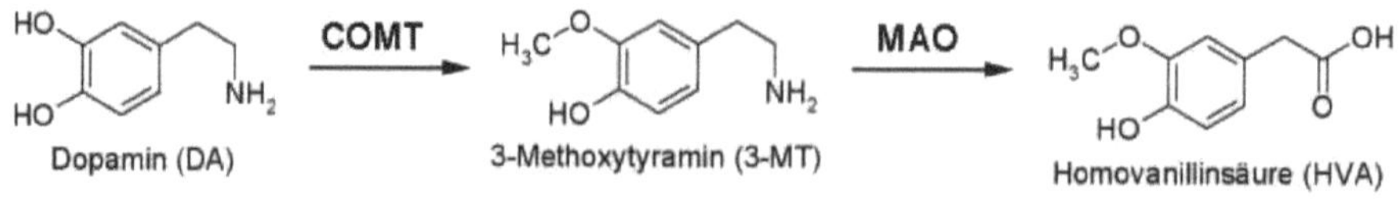

Abbildung 2.2.2.1.1: Enzymatischer Dopamin-Abbau durch die Catechol-O-Methyltransferase (COMT) und die Monoamin-Oxidase (MAO)

Lachman, Papolos, Saito, Yu, Szumlanski & Weinshilboum konnten 1996 einen funktionellen Polymorphismus beschreiben, der in der MB-COMT und in der S-COMT gleichermaßen vorkommt. Der Polymorphismus hat seine Ursache in einer G→A-Substitution im COMT-Gen, was zu einer Valin→Methionin-Substitution in Position 158 (MB-COMT) bzw. 108 (S-COMT) des COMT-Proteins führt.

Die Met^{158}-Isoform besitzt unter physiologischen Bedingungen eine geringere Methylierungsaktivität, so dass Met^{158}-Homozygote (met/met) nur etwa zwei Drittel der COMT-Aktivität Val^{158}-homozygoter Menschen (val/val) vorweisen können (Chen, Lipska, Halim, Ma, Matsumoto, Melhem, Kolachana, Hyde, Herman, Apud, Egan, Kleinman & Weinberger [2004]).

Anders ausgedrückt: Met^{158}-Homozygote verstoffwechseln und inaktivieren das im Gehirn ausgeschüttete Dopamin um ein Drittel langsamer, was zur Folge hat, dass bei Met^{158}-Homozygoten das ausgeschüttete Dopamin für längere Zeit wirken kann bzw. dass Met^{158}-Homozygote über relativ höhere Dopamin-Arbeitskonzentrationen verfügen.

Die beiden COMT-Allele sind kodominant, so dass bei heterozygoten Met^{158}/Val^{158}-Trägern (met/val) intermediäre COMT-Aktivitäten zu beobachten sind (Tunbridge et al. [2006]).

2.2.2.2. Lokalisation der COMT im menschlichen Gehirn

Während verschiedenste humane Gewebe zumeist beide Formen der COMT (MB-COMT und S-COMT) exprimieren, konnte im menschlichen Gehirn bislang nur die mRNA der MB-COMT nachgewiesen werden.

Die MB-COMT unterscheidet sich physiologisch von der S-COMT dahingehend, dass sie zwar eine geringere Kapazität besitzt, allerdings eine 10x höhere Affinität, insbesondere zu Dopamin und Noradrenalin, zeigt (Lotta, Vidgren, Tilgmann, Ulmanen, Melén, Julkunen & Taskinen [1995]).

Northern Blot-Analysen zeigen, dass die mRNA der MB-COMT in zahlreichen untersuchten Regionen des menschlichen Gehirns (u.a. Kortex, Cerebellum, Amygdala, Putamen und Thalamus) transkribiert wird. In situ-Hybridisierungen ergeben hohe MB-COMT-mRNA-Konzentrationen im präfrontalen Kortex (PFC) und deutlich geringere Konzentrationen im Striatum, dem ventralen tegmentalen Areal und der Substantia nigra (Matsumoto, Weickert, Akil, Lipska, Hyde, Herman, Kleinman & Weinberger [2003]).

Untersuchungen an Ratten und Mäusen ergeben eine ähnliche Verteilung der COMT-mRNA. Untersuchungen an COMT-Knockout-Mäusen ergeben zudem eine zwei- bis dreifach erhöhte Dopaminkonzentration im präfrontalen Kortex der Mäuse bei normalen Dopaminkonzentrationen in allen anderen Bereichen des Gehirns (Gogos, Morgan, Luine, Santha, Ogawa, Pfaff & Karayiorgou [1998]).

Offensichtlich ist die MB-COMT ganz besonders im präfrontalen Kortex (PFC) von Bedeutung, und zwar gleichermaßen bei Menschen, Ratten und Mäusen.

2.2.2.3. COMT und Kognition

Die Effizienz kognitiver Prozesse im präfrontalen Kortex (PFC) hängt zusammen mit der Dopaminkonzentration in diesem Bereich (Tunbridge et al. [2006]).

Die Beziehung zwischen Dopaminkonzentration und präfrontaler Arbeitsleistung gleicht nach Goldman-Rakic, Muly & Williams [2000] einem umgedrehten „U" („inverted-U-shape relationship") (Abbildung 2.2.2.2.1).

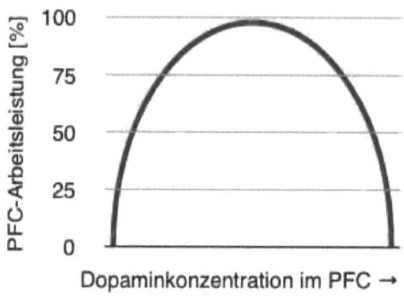

Abbildung 2.2.2.2.1:
Dopaminkonzentration und Arbeitsleistung im präfrontalen Kortex (PFC).
Sowohl ein Unter- als auch ein Überschreiten der optimalen Dopamin-Arbeitskonzentration führt zu verminderter Leistung des PFC.

Wird die optimale Dopamin-Arbeitskonzentration unterschritten (z.B. beim Morbus Parkinson oder aufgrund physiologischer Alterungsprozesse), nimmt die Arbeitsleistung des PFC ab. Das gleiche gilt für die Überschreitung der optimalen Dopamin-Arbeitskonzentration, z.B. bei Stress oder unter der Wirkung von Amphetaminen.

Zahlreiche Forschergruppen konnten zeigen, dass das Val[158]-Allel der COMT (schnellerer Dopaminabbau) mit schlechteren Leistungen im Bereich der im präfrontalen Kortex verarbeiteten exekutiven Funktionen (planvolles, zielgerichtetes Handeln, Impulskontrolle, Aufmerksamkeitssteuerung, Selbstkorrektur, Arbeitsgedächtnis, usw.) assoziiert ist (Bilder, Volavka, Czobor, Malhotra, Kennedy, Ni, Goldman, Hoptman, Sheitman, Lindenmayer, Citrome, McEvoy, Kunz, Chakos, Cooper & Lieberman [2002]; Diamond, Briand, Fossella, & Gehlbach [2004]; Egan, Goldberg, Kolachana, Callicott, Mazzanti, Straub, Goldman & Weinberger [2001]; Goldberg, Egan, Gscheidle, Coppola, Weickert, Kolachana, Goldman & Weinberger [2003]; Joober, Gauthier, Lal, Bloom, Lalonde, Rouleau, Benkelfat & Labelle

[2002]; Malhotra, Kestler, Mazzanti, Bates, Goldberg & Goldman [2002]; Mattay, Goldberg, Fera, Hariri, Tessitore, Egan, Kolachana, Callicott & Weinberger [2003]).

Met^{158}-Homozygote (met/met) zeigen bei psychologischen Tests im Bereich der exekutiven Funktionen (z.B. Wisconsin Card Sorting Tests [WCST]) deutlich bessere Leistungen als Val^{158}-Homozygote (val/val). Met^{158}/Val^{158}-Heterozygote (met/val) liegen dazwischen (Egan et al. [2001]).

Interessant ist, dass sich die unterschiedlichen COMT-Phänotypen auch in den Aktivierungsmustern des präfrontalen Kortex unterscheiden.
Beobachtet man die Aktivität des PFC mit Hilfe der funktionellen Magnetresonanztomographie (fMRT), dann zeigt sich bei einer gegebenen Beanspruchung z.B. im Bereich Arbeitsgedächtnis bei Val^{158}-Homozygoten eine deutlich stärkere Aktivierung des dorsolateralen präfrontalen Kortex als bei Met^{158}-Homozygoten.
Auch hier liegen Met^{158}/Val^{158}-Heterozygote dazwischen (Egan et al. [2001]).

Zusammenfassend kann gesagt werden, dass homozygoten Trägern des val/val-Genotyps wegen der schnelleren Dopamin-Inaktivierung der Val^{158}-Isoform der COMT weniger Dopamin zur Verfügung steht als met/met-Homozygoten.
Darüber hinaus ist belegt, dass val/val-Homozygote in Tests zu den im präfrontalen Kortex lokalisierten exekutiven Funktionen schlechter abschneiden bzw. größere Bereiche des PFC aktivieren müssen, um zu gleichen Ergebnissen wie met/met-Probanden zu kommen.

Der logische Schluss, dass die schlechtere Leistung der Val^{158}-Homozygoten auf suboptimale Dopaminkonzentrationen zurückzuführen ist, wird unterstützt durch zahlreiche Experimente, bei denen der Dopaminspiegel im präfrontalen Kortex erhöht wurde - entweder indem die COMT (und damit der Dopamin-Abbau) durch den Wirkstoff Tolcapon gehemmt wurde, oder durch die Gabe von Amphetamin, was zu erhöhter Dopamin-Freisetzung führt (siehe Abbildung 2.2.2.2.2; nächste Seite) (reviewed in Tunbridge et al. [2006]).

In beiden Fällen (Tolcapon- und Amphetamin-Gabe) führte die Erhöhung des Dopaminspiegels zu einer verbesserten Arbeitsleistung im präfrontalen Kortex (PFC), allerdings nur bei Val^{158}-Homozygoten. Im Gegensatz dazu wurde bei den vorher optimal eingestellten Met^{158}-Homozygoten offensichtlich die optimale Dopamin-Arbeitskonzentration überschritten, was zu einem Rückgang der Arbeitsleistung des PFC führte.

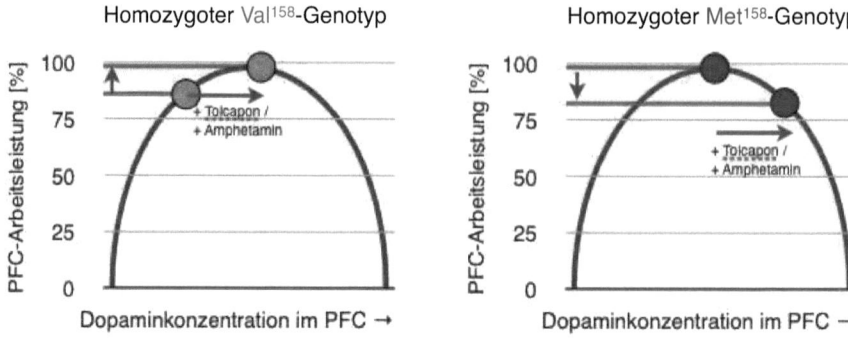

Abbildung 2.2.2.2.2 (nach Tunbridge et al. [2006]; verändert):
Beide Schaubilder zeigen die „inverted-U-shape"-Kurve nach Goldman-Rakic et al. [2000]).
Die grünen Punkte links stehen für die Position des homozygoten Val[158]-Genotyps,
die blauen Punkte rechts für die Position des homozygoten Met[158]-Genotyps.
Eine Erhöhung der Dopaminkonzentration (entweder durch die Gabe von Tolcapon (COMT-Hemmer) oder durch die Gabe von Ampehtamin (führt zu vermehrter Dopamin-Freisetzung) (horizontale Pfeile) führt je nach Genotyp entweder zu verbesserter (Val[158]-Genotyp) oder verminderter (Met[158]-Genotyp) Leistung des präfrontalen Kortex.

Sicher scheint, dass nicht eine möglichst hohe Dopaminkonzentration, sondern eine optimale Dopaminkonzentration maximale Leistung des präfrontalen Kortex ermöglicht.

Bei Menschen mit der schnell arbeitenden Val[158]-Isoform der COMT scheint die Dopaminkonzentration im präfrontalen Kortex hinsichtlich der Arbeitsleistung im Bereich der exekutiven Funktionen suboptimal zu sein, wohingegen im PFC von Met[158]-Homozygoten offenbar die optimale Dopamin-Arbeitskonzentration vorherrscht.

Sämtliche Parameter, die geeignet sind, die Dopaminkonzentrationen im PFC zu verändern (z.B. Stress [Dopamin↑], fortschreitendes Alter [Dopamin↓], psychotrope Substanzen [Dopamin↑], bestimmte Krankheiten wie z.B. M. Parkinson und ADHS [Dopamin↓]), sind auch geeignet, in das oben beschriebene Gefüge einzugreifen und die Arbeitsleistung des PFC zu beeinflussen (Tunbridge et al. [2006]).

Dass Sport, genau gesagt aerobes Ausdauertraining, die Arbeitsleistung des PFC und damit die exekutiven Funktionen ebenfalls positiv beeinflussen kann, zeigen zahlreiche, bislang vorwiegend an älteren Menschen durchgeführte Studien (Hillman et al. [2008]).

Die Hauptstudie 2006 soll klären, ob ähnliche Effekte auch bei jungen Erwachsenen nachgewiesen werden können, und ob es Zusammenhänge zwischen dem COMT-Genotyp und dem Ausmaß der Leistungsveränderung in den psychologischen Tests gibt.

2.2.2.4. Zusammenfassung - Die Bedeutung der COMT für die vorliegende Studie

Im menschlichen Gehirn wurde bislang nur die mRNA der 271 Aminosäuren umfassenden *membrane-bound* MB-COMT nachgewiesen. Sie spielt eine zentrale Rolle im Dopaminstoffwechsel des päfrontalen Kortex (PFC) und beeinflusst damit die Effizienz der dort lokalisierten exekutiven Funktionen direkt.

Auf Grund eines genetischen Polymorphismus existieren 2 Isoformen der COMT, die Dopamin unterschiedlich schnell verstoffwechseln. Ist an Position 158 der COMT die Aminosäure Valin (val) eingebaut, dann resultiert eine schneller arbeitende Isoform, ist dort stattdessen die Aminosäure Methionin (met) vorhanden, dann arbeitet die COMT langsamer.

Aufgrund des doppelten Erbsatzes des Menschen ist das COMT-Gen zweimal vorhanden. Jeder dieser beiden Genorte kann unabhängig voneinander für den Einbau eines Valin (val) oder für den Einbau eines Methionin (met) an Position 158 des COMT-Proteins codieren. Die beiden Genorte werden unabhängig voneinander abgelesen, d.h. die Isoformen der COMT verhalten sich gegeneinander kodominant.

Es resultieren 3 mögliche COMT-Kombinationen im Erscheinungsbild (Phänotyp):

Bei homozygoten val/val-Trägern wird nur die schnelle Form der COMT gebildet - sie verstoffwechseln Dopamin am schnellsten, verfügen deswegen über die niedrigsten Dopaminspiegel im präfrontalen Kortex (PFC) und zeigen daher die schlechtesten Leistungen in psychologischen Tests, die die exekutiven Funktionen untersuchen.

Homozygote met/met-Träger bauen Dopamin am langsamsten ab, haben daher die höchsten Dopaminspiegel im PFC und schneiden in besagten Tests am besten ab.

Heterozygote met/val-Träger bilden eine Mischung aus schnellem (val) und langsamem (met) Enzym. Ihre Dopaminspiegel und ihre Leistungen in den psychologischen Tests sind intermediär.

Die Bedeutung der COMT für die vorliegende Studie liegt im Vorhandensein der verschiedenen Isoformen bzw. im unterschiedlichen Dopaminstoffwechsel der val/val-, met/val- und met/met-Träger. Mit Hilfe molekularbiologischer Methoden soll zunächst der COMT-Genotyp der einzelnen Probanden bestimmt werden.

Danach sollte es möglich sein, eine Korrelation zwischen dem COMT-Genotyp und dem Abschneiden in den psychologischen Tests zu beobachten.

Sollte eine Verbesserung der Läuferinnen (kognitiver Parameter: Exekutive Funktionen) über den Interventionszeitraum nachzuweisen sein (1. Fragestellung der Studie), und sollte die neurophysiologische Grundlage dieser Verbesserung nichts mit dem Dopamin-Stoffwechsel zu tun haben, dann sollten sich keinerlei Korrelationen zwischen COMT-Genotyp und Verbesserung der kognitiven Parameter ergeben. Sollte sich eine derartige Korrelation allerdings ergeben (sollten sich die unterschiedlichen COMT-Genotypen unterschiedlich entwickeln), dann wäre damit zumindest eine Beteiligung des Dopaminstoffwechsels als Grundlage besagter Anpassungsreaktionen in dieser Form erstmals nachgewiesen (2. Fragestellung der Studie).

3. Material und Methoden

Das 3. Kapitel stellt zunächst die Stichprobe vor und erläutert, warum ausschließlich die weiblichen Probanden in die Auswertung einbezogen werden.
Danach folgt eine kurze Beschreibung der Leistungsdiagnostik (Feldstufentest), sowie Informationen zur Planung des Lauftrainings.
Das dann folgende Kapitel (3.3. Psychologische Tests) stellt unsere „Werkzeuge" vor, mit deren Hilfe wir Veränderungen in den Bereichen „Exekutive Funktionen" und „Räumliches Vorstellungsvermögen" nachweisen und dokumentieren.
Das Kapitel wird abgeschlossen durch die ausführliche Darstellung der komplexen molekularbiologischen Methoden, mit deren Hilfe wir den Genotyp unserer Probanden hinsichtlich des Dopamin-abbauenden Enzyms Catechol-O-Methyltransferase (COMT) bestimmen, um so Rückschlüsse auf eine mögliche Dopamin-Beteiligung an kognitiven Veränderungen ziehen zu können (siehe dazu z.B. Abschnitt 2.2.2.4.).

3.1. Beschreibung und Einteilung der Probanden

Die Probanden der Hauptstudie 2006 waren bzw. sind Schüler/-innen an der Akademie für Gesundheitsberufe (Universitätsklinikum Ulm).
Im Gegensatz zur Pilotstudie waren in die Hauptstudie sämtliche Schulen der Akademie für Gesundheitsberufe einbezogen, im Einzelnen sind das die

- ✓ Schule für medizinisch-technische Laboratoriumsassistenz (MTLA)
- ✓ Schule für medizinisch-technische Radiologieassistenz (MTRA)
- ✓ Schule für medizinische Dokumentation (MD)
- ✓ Schule für Diätassistenz (DA)
- ✓ Schule für Logopädie (Logo)
- ✓ Schule für operationstechnische Assistenz (OTA)
- ✓ Schule für Entbindungspflege (Ebpfl)
- ✓ Schule für Gesundheits- und Krankenpflege (Kpfl)
- ✓ Schule für Gesundheits- und Kinderkrankenpflege (KKpfl)

Zur Teilnahme an der Hauptstudie 2006 meldeten sich zunächst 128 Schüler/-innen, 114 Frauen und 14 Männer. Das ungleiche Verhältnis der Geschlechter kommt daher, dass die oben genannten medizinischen Berufe eine klare Frauendomäne sind. Das Verhältnis „Frauen:Männer" spiegelt in etwa das Verhältnis an den einzelnen Schulen wider.

105 Schüler/-innen (95 Frauen / 10 Männer) wollten am Lauftraining teilnehmen, 23 Schüler/-innen (19 Frauen / 4 Männer) boten sich für die Kontrollgruppe an.
Bei Gesprächen mit zahlreichen potentiellen Läufer(n)/-innen wurde klar, dass sie einer zufälligen Zuordnung (und damit evtl. einer Einordnung in die Kontrollgruppe - was 17 Wochen ohne sportliche Aktivität bedeuten würde) nicht zustimmen würden. Damit waren wesentliche Vorgaben für das Design der Studie vorweggenommen, und eine quantitative Ungleichheit zwischen Läufergruppe und Kontrollgruppe unumgänglich. Die Konsequenzen für das Studiendesign und die Auswertung der Ergebnisse werden im Diskussionsteil aufgegriffen und ausführlich diskutiert.

Bis zum Ende der Studie und bei sämtlichen Tests dabei waren 71 Proband(en)/-innen, 50 Läufer/-innen (46 Frauen / 4 Männer) und 21 Kontrollen (17 Frauen / 4 Männer) (siehe Tabelle 3.1.1).

	Frauen	Männer	Summe
Anmeldung zur Studie	114	14	128
Läufer-Gruppe (Beginn der Studie)	95	10	105
Kontroll-Gruppe (Beginn der Studie)	19	4	23
Läufer-Gruppe (Ende der Studie)	46	4	50
Kontroll-Gruppe (Ende der Studie)	17	4	21
Ausgewertete Probanden (Läuferinnen + Kontrollen)	63		

Tabelle 3.1.1: Stichprobe der Hauptstudie 2006

Aufgrund des geringen Anteils an Männern (8 Probanden, d.h. 11,3% aller Proband(en)/-innen) bzw. des dominierenden Anteils an Frauen (63 Probandinnen, d.h. 88,7% aller Proband(en)/-innen), und weil geschlechtsspezifische Unterschiede in der Beziehung von körperlicher Aktivität und Kognition nicht ausgeschlossen werden können (Erickson, Colcombe, Elavsky, McAuley, Korol, Scalf & Kramer [2007]), beschränkt sich die vorliegende Arbeit auf die Ergebnisse der weiblichen Probanden.

Die 63 Probandinnen der Hauptstudie 2006 waren durchschnittlich 22,3 +/- 5,9 Jahre alt. Mit einem durchschnittlichen Body Mass Index (BMI) von 22,9 kg/m² sind sie als normalgewichtig einzustufen.

Die Probanden waren gesund und nahmen keinerlei Medikamente, die das Ergebnis der Studie beeinflussen könnten (z.B. Psychopharmaka).

Ausgewertet wurden ausschließlich die Ergebnisse derjenigen Probanden, die bis zum Ende und bei sämtlichen Test dabei waren.

3.2. Leistungsdiagnostik und Trainingsplanung

Ziel der Leistungsdiagnostik war zum einen, die allgemeine aerobe dynamische Ausdauerleistungsfähigkeit (Heck [1990]) sämtlicher Probanden (Läufer und Kontrollen) zu Beginn (T1) und am Ende (T2) der Studie abzubilden. Als Maß hierfür wurde die Geschwindigkeit an der anaeroben Schwelle (Laktatkonzentration 4mmol/l) gewählt.

Darüber hinaus bildete die Leistungsdiagnostik die Grundlage für den in Kooperation mit dem Institut für Sport und Sportwissenschaft (Universität Karlsruhe [TH]) von Matthias Schneider erstellten Trainingsplan. Trainingsplan und Ergometrie sind Teil einer Bachelorarbeit von Matthias Schneider (Schneider [2006]) und werden dort ausführlich besprochen und diskutiert.

Auf den folgenden Seiten soll lediglich eine kurze Zusammenfassung zur Durchführung der Feldtests bzw. zur Erstellung des Trainingsplans gegeben werden.

3.2.1. Theoretischer Hintergrund der Feldtests

Feldtests zeichnen sich dadurch aus, dass sie sportartspezifische Belastungen unter Bedingungen, die dem späteren Training weitgehend gleichen, möglich machen.
Im vorliegenden Fall bedeutet das, dass die Probanden durch Lauftraining mit ansteigender Intensität belastet wurden (siehe nächster Abschnitt). Diese Lauf-Ergometrie ist zwar in der Durchführung aufwändiger als z.B. die Fahrradergometrie der Pilotstudie 2005, liefert aber auch aussagekräftigere Ergebnisse.

Messgrößen der Lauftests waren Geschwindigkeit, Herzfrequenz und Laktatkonzentration im arterialisierten Kapillarblut (Zintl [1994]).

Die Ausdauerleistungsfähigkeit der Probanden steht nach Heck [1990] in direkter Abhängigkeit zur Gesamtheit aller energiebereitstellenden Systeme. Das bedeutet, dass durch die Bestimmung physiologischer Parameter des Energiestoffwechsels wie z.B. der Laktatkonzentration Rückschlüsse auf die Fitness der Probanden möglich sind.

Die Herzfrequenz gilt darüber hinaus als Messgröße für die Auslastung des Herz-Kreislauf-Systems (Zintl [1994]). Wird die Herzfrequenz im Verhältnis zur Belastungsintensität betrachtet, so zeigt sich, dass Ausdauertraining eine Absenkung der Herzfrequenz bei gleich bleibender Belastungsintensität bewirkt (Heck [1990]).

Die Herzfrequenz der Probanden wurde ermittelt durch Pulsmessuhren der Firma Polar Elektro ® (Modell F6).

3.2.2. Praktische Durchführung der Feldtests

Die praktische Durchführung der Feldtests lag in den Händen studentischer Hilfskräfte des Instituts für Sport und Sportwissenschaft der Universität Karlsruhe (TH).

Das am Institut für Sport und Sportwissenschaft gebräuchliche Belastungsschema folgt einer Gliederung von Heck [1990]. Die Feldbedingungen sind angepasst an die 400-Meter-Laufbahn eines Sportstadions (hier: Stadion des SSV Ulm 1846 und Gelände des TV Wiblingen). Auf dieser Laufbahn sind jeweils im Abstand von 50 Metern 8 Markierungen aufgestellt. Die gewünschte Laufgeschwindigkeit wird vorgegeben, indem die Probanden angehalten werden, ihr Tempo so einzustellen, dass sie beim Ertönen eines Pfeifsignals immer die jeweils nächste Markierung erreicht haben. Je kürzer der zeitliche Abstand zwischen den Pfeifsignalen, desto schneller die Laufgeschwindigkeit.

Die in solchen Tests noch unerfahrenen Probanden wurden jeweils für die ersten 100 Meter von einem „Pacemaker" begleitet, konnten danach aber ohne größere Probleme das richtige Tempo finden und halten.

Die Anfangsgeschwindigkeit lag bei den ersten Tests bei 6 km/h, wurde dann aber auf 4 km/h verringert, nachdem sich gezeigt hatte, dass einige Probanden über eine unerwartet schlechte Ausdauerleistungsfähigkeit verfügten. Die Dauer der einzelnen Belastungsstufen war 3 Minuten, die Belastung wurde pro Stufe um jeweils 2 km/h erhöht. Der Abbruch erfolgte bei maximal empfundener Erschöpfung durch die Probanden selbst, wobei die Probanden gehalten waren, wirklich an ihre Grenzen zu gehen, um die von Heck [1990] empfohlene Laktatkonzentration von 8 mmol/l bei Abbruch zu erreichen.

Vor der Belastung, zwischen den Belastungsstufen sowie 1, 3 und 5 Minuten nach Ende der Belastung wurde Blut abgenommen und Pulswerte notiert. Die hierfür notwendige Pause zwischen den Belastungen sollte 30 Sekunden nicht überschreiten.

Die Blutentnahme erfolgte aus dem hyperämisierten, mit Finalgon® eingecremten Ohrläppchen, d.h. die Laktatkonzentration wurde aus arterialisiertem Kapillarblut bestimmt.

Pro Testdurchlauf konnten maximal 7 Probanden gleichzeitig getestet werden.

3.2.3. Trainingsplanung

Die in unserem Fall angestrebte Trainingsintensität ist im Bereich des Gesundheits- und Breitensports anzusiedeln. Zwar war eine deutliche Leistungssteigerung erklärtes Ziel der 17-wöchigen Intervention, im Vordergrund stehen sollte jedoch der Spaß an der Bewegung und nicht eine systematische Leistungssteigerung, wie sie im Bereich des Hochleistungssports angestrebt wird.

Der 17-wöchige Makrozyklus des Trainingsplans war eingeteilt in einen 5-wöchigen und drei 4-wöchige Blöcke mit jeweils 3 Trainingseinheiten pro Woche.

Die Trainingsintensität der einzelnen Probanden richtete sich nach den Ergebnissen der Laktatdiagnostik bzw. den zu den Laktatwerten korrespondierenden Herzfrequenzen.

Die Probanden erhielten Lauftagebücher (siehe Anhang) zur Dokumentation des Lauftrainings. Auch Stimmung und eventuelle Unregelmäßigkeiten (z.B. verletzungsbedingte Ausfälle) sollten dort festgehalten werden. Die Lauftagebücher mussten am Ende der Studie bei der Studienleitung abgegeben werden. Die Probanden wurden ausdrücklich gebeten, die Lauftagebücher sehr sorgfältig und exakt zu führen. Darüber hinaus war den Probanden bereits im Vorfeld der Studie als Bestandteil des Ethikantrags schriftlich zugesichert worden, dass sie die Teilnahme an der Studie jederzeit und ohne Angabe von Gründen abbrechen dürfen, ohne irgendwelche Konsequenzen befürchten zu müssen.

Für die Trainingsplanung der vorliegenden Studie diente ein Modell nach Zintl [1994] als Vorlage und wurde gemäß den beschriebenen Absichten und Vorgaben angepasst.

Aufgrund der Laufgeschwindigkeit an der 2 mmol/l-Schwelle wurden die Probanden in 5 Leistungsgruppen (A bis E) eingeteilt.

Danach wurden jedem Probanden Pulsbereiche zugewiesen, die den drei folgenden Belastungsstufen entsprechen:

- ✓ „Extensive Grundlagenausdauer" (bis 2 mmol/l; Pulsbereich I)
- ✓ „Intensive Grundlagenausdauer" (2-3 mmol/l; Pulsbereich II)
- ✓ „Entwicklungsbereich" (3-5 mmol/l; Pulsbereich III)

Die Intensität lag im ersten, 5-wöchigen Block durchgehend im Bereich der extensiven Grundlagenausdauer (Pulsbereich I) - mit Ausnahme der Leistungsgruppe A, die eine von drei Einheiten pro Woche im Pulsbereich II absolvierte.

Entsprechend der Leistungsfähigkeit der unterschiedlichen Probanden reichte die Trainingsempfehlung im ersten Block von Walking (Leistungsgruppe D und E) bis Jogging (Leistungsgruppen A bis C).

Im zweiten, 4-wöchigen Trainingsblock wurde bei allen Leistungsgruppen jeweils eine nächst-intensivere Einheit pro Woche ergänzt, d.h. Leistungsgruppe A trainierte einmal pro Woche im Pulsbereich III, die anderen Leistungsgruppen bekamen jeweils eine Trainingseinheit pro Woche im Pulsbereich II dazu.

So wurde die Intensität des Trainings für alle Probanden schrittweise erhöht.

Leistungsgruppe D und E gingen in der 11. Trainingswoche von anfänglichem Walking zum kontinuierlichen Jogging über.

Auch die Dauer der einzelnen Trainingseinheiten wurde verändert. Während anfänglich in allen Leistungsgruppen dreimal 30 Minuten pro Woche trainiert wurde, waren in der letzten Trainingswoche bis zu 80 Minuten (Leistungsgruppe A) bzw. 45 Minuten (Leistungsgruppen D und E) pro Trainingstag eingeplant.

Für eine ausführliche Betrachtung siehe Schneider [2006].

3.3. Psychologische Tests

Aufgabe und Ziel der psychologischen Tests war es, die Leistungsfähigkeit des Gehirns in den Bereichen „Räumliches Vorstellungsvermögen" und „Exekutive Funktionen" abzubilden.

Der kognitive Parameter „Räumliches Vorstellungsvermögen" wurde gewählt, weil in diesem Bereich schon im Rahmen der Pilotstudie 2005 deutliche, durch Lauftraining induzierte Verbesserungen dokumentiert wurden (siehe 1.3. Pilotstudie 2005).

Die exekutiven Funktionen wurden gewählt, weil sie sich in einer zunehmenden Zahl jüngerer Studien als sehr sensitiv gegenüber bewegungsinduzierten Veränderungen gezeigt haben (Hillman et al. [2008]), und weil sie als höhere, planende und überwachende Gehirnfunktionen des Menschen von großer Bedeutung sind und zunehmend in den Fokus der Gehirnforschung geraten.

Die Tests wurden jeweils zu Beginn (T1) und am Ende (T2) der Studie durchgeführt.

So konnte einerseits die kognitive Leistungsfähigkeit der Probanden zu Beginn der Studie dargestellt werden (interessant in Zusammenhang mit den COMT-Genotypen [siehe Abschnitt 2.2.2.4]) und andererseits die (gruppenspezifische) Entwicklung über den 17-wöchigen Interventionszeitraum beobachtet werden.

Getestet wurde an den Tagen der Eingangs- bzw. Abschlussergometrie in kleinen Gruppen jeweils vor der ergometrischen Intervention.

Der Testraum war durch Trennwände eingeteilt und gegen Umgebungsgeräusche abgeschirmt. Die Schlauchfiguren (siehe unten) lagen als *paper-and-pencil*-Test vor, alle übrigen Tests wurden am Computer durchgeführt. Die Handhabung der Tests wurde durch Betreuer ausführlich erklärt und überwacht.

Zur Anwendung kamen die folgenden Tests:

- ✓ Schlauchfiguren (Räumliches Vorstellungsvermögen)
- ✓ Stroop (Exekutive Funktionen; Inhibition)
- ✓ N-Back (Exekutive Funktionen; Arbeitsgedächtnis)
- ✓ Dots Mixed (Exekutive Funktionen; Reaktionsgeschwindigkeit und Flexibilität)

Die einzelnen Tests werden auf im Folgenden ausführlich beschrieben.

3.3.1. Schlauchfiguren

Der Schlauchfigurentest (*„Cube Perspective Test"*) nach Stumpf & Fay [1983] ist ein Test zur Beurteilung des räumlichen Vorstellungsvermögens.

Jede Aufgabe, die bearbeitet werden soll, besteht aus zwei Abbildungen.

Diese Abbildungen zeigen einen durchsichtigen Würfel, in dem sich ein gewundener Schlauch befindet. Auf dem ersten Bild („Bezugsbild") wird der Würfel von vorne gezeigt. Auf dem Bild daneben ist derselbe Würfel noch einmal abgebildet, und zwar aus einer anderen Perspektive. Die Probanden sollen herausfinden, aus welcher Betrachtung dieses Bild das Bezugsbild zeigt - von rechts, von links, von unten, von oben oder von hinten.

Insgesamt sind 20 Aufgaben in 12 Minuten zu bearbeiten. Ausgewertet wurde die Anzahl korrekter Zuordnungen.

3.3.2. Stroop

Der Farb-Wort-Interferenztest nach Stroop [1935] ermöglicht die Erfassung des konzentrativen Widerstandes gegenüber automatisierten Reaktionstendenzen sowie die Beurteilung der Grundgeschwindigkeit von Informationsprozessen im optisch-verbalen Bereich.

Der Versuchsperson werden Farbworte (z.B. „ROT") oder Symbole (z.B. „XXX") gezeigt, die jeweils in einer von vier Farben (rot, gelb, grün und blau) geschrieben sind.

Die Aufgabe der Probanden besteht darin, die Wortbedeutung (falls vorhanden) zu ignorie-

ren und mit Tastendruck auf die Farbe, in der das Wort geschrieben ist, zu reagieren.
Die Versuchsbedingungen sind in die Kategorien neutral, kongruent und inkongruent eingeteilt. Von der neutralen Bedingung spricht man, wenn lediglich Symbole („XXX") gezeigt werden. In der kongruenten Bedingung sind Wortbedeutung und Wortfarbe gleich (z.B. „ROT" in roten Buchstaben geschrieben). In der inkongruenten Bedingung stimmen Farbworte (z.B. „ROT") und Buchstabenfarbe nicht überein.

Die Schwierigkeit bei diesem Test besteht darin, dass der hoch automatisierte Prozess „Lesen" aktiv unterdrückt werden muss (inhibitorische Verhaltenskontrolle).

Gezeigt werden insgesamt 99 Farbworte bzw. Symbole - 33 von jeder Bedingung (neutral, kongruent, inkongruent) - in zufälliger Reihenfolge. Die Präsentationszeit beträgt jeweils 1500 Millisekunden, das Intertrialintervall beträgt 1000 Millisekunden.

Als abhängige Variable ausgewertet wurde die Reaktionszeit bei korrekten Antworten in den verschiedenen Bedingungen (neutral, kongruent, inkongruent). Falsche Antworten wurden nicht in die Auswertung einbezogen.

3.3.3. N-Back

Der N-Back-Test dient der Erfassung der Arbeitsgedächtnisleistung und wurde in der Hauptstudie 2006 in der „2-Back-Kondition" durchgeführt.

Im N-Back werden Zahlenfolgen gezeigt, und der Proband soll auf einen Stimulus (eine gezeigte Zahl) durch Tastendruck dann reagieren, wenn derselbe Stimulus (die gleiche Zahl) n Positionen (hier: 2 Positionen) vorher schon mal gezeigt wurde.

Das Paradigma erfordert es, die Handlung nicht allein aufgrund der gerade verfügbaren Informationen auszuwählen, sondern dabei die Repräsentationen zuvor präsentierter Reize zu verwenden. Durch die kontinuierliche Reizdarbietung und die gleichzeitig geforderte Reaktion auf „2-Zuvor" („2-Back") präsentierte Stimuli wird neben dem Aufrechterhalten der aktuellen Information auch die kontinuierliche Aktualisierung der Inhalte im Arbeitsgedächtnis gefordert.

Insgesamt wurden 200 Reize in zufälliger Reihenfolge präsentiert, davon waren 34 Targets, die dem vorletzten Reiz entsprachen und eine Reaktion erforderten.

Die Präsentationszeit beträgt jeweils 1500 Millisekunden, die Intertrialpause beträgt 1000 Millisekunden.

Als abhängige Variablen ausgewertet wurden die Anzahl korrekter Antworten sowie die Reaktionszeit bei korrekten Antworten.

3.3.4. Dots Mixed

Der Dots Mixed-Test (Diamond, Briand, Fossella, & Gehlbach [2004]) bildet inhibitorische Verhaltenskontrolle, Flexibilität, Reaktionsgeschwindigkeit und Leistung des Arbeitsgedächtnisses ab.

Aufgabe der Probanden ist es, so schnell wie möglich auf Reize am Bildschirm (farbige Kreise) mit einem Tastendruck zu reagieren. Die Reize werden jeweils rechts oder links der Bildschirmmitte präsentiert. Die geforderte Reaktion der Probanden richtet sich nach der Farbe des Kreises: Wird ein roter Kreis gezeigt, dann soll eine gleichseitige Taste gedrückt werden (kongruente Bedingung), wird ein blauer Kreis gezeigt, soll die gegenüberliegende Taste gedrückt werden (inkongruente Bedingung).

Präsentationszeit der einzelnen Targets: 750 Millisekunden (Intertrialintervall: 500 msec).

Als abhängige Variable ausgewertet wurde die Reaktionszeit bei korrekten Antworten in den verschiedenen Bedingungen (kongruent, inkongruent).

3.4. Molekularbiologische Methoden

Die molekularbiologischen Verfahren dienten im Endeffekt dazu, den Genotyp der Catechol-O-Methyltransferase (COMT) zu ermitteln.

Zur Bedeutung der COMT für die vorliegende Studie siehe Abschnitt 2.2.2.4. Die zur Anwendung gekommenen molekularbiologischen Methoden werden auf den folgenden Seiten ausführlich beschrieben.

3.4.1. DNA-Isolierung aus Vollblut

Genomische DNA wurde aus jeweils 200µl EDTA-Blut mit Hilfe des *QIAamp DSP DNA Blood Mini Kit* (Cat.No. 61104) der Firma Qiagen (D-40724 Hilden) isoliert.

Die Anleitung der Firma Qiagen wurde nicht modifiziert. Die genomische DNA wurde im letzten Schritt der Isolierung in 100µl Elutionspuffer (AE) aufgenommen.

3.4.2. DNA-Konzentrationsbestimmung

Zur photometrischen Bestimmung der DNA-Konzentration wurde die optische Dichte (OD) bestimmt, indem 10µl Eluat + 90µl Elutionspuffer (AE) in eine Quarzküvette gegeben und bei 260nm gemessen wurde. Die optische Dichte multipliziert mit 50 ergibt die DNA-Konzentration im Eluat (in µg/µl).

Die mit Hilfe des oben genannten Kits erzielten DNA-Konzentrationen lagen in der Regel zwischen 2µg und 7µg pro 100µl, d.h. bei durchschnittlich 4,5µg/100µl (Erwartungswert lt. Angabe des Herstellers: ca. 6,5µg/100µl).

3.4.3. Polymerase Chain Reaction (PCR)

3.4.3.1. Auswahl, Eigenschaften und Verdünnung der Primer

Die Sequenz der nicht-degenerierten Primer wurde einer Veröffentlichung von Bilder et al. [2002] entnommen, die sich wiederum auf eine Studie von Kunugi et al. [1997] berufen. Abbildung 3.4.3.1.1 zeigt die Sequenz der bei *Biomers* (D-89077 Ulm) bestellten und synthetisierten Oligonukleotide (Primer).

Primer *COMT 1*: 5´-TCA CCA TCG AGA TCA ACC CC-3´

Primer *COMT 2*: 5´- GAA CGT GGT TGT AAC ACC TG-3´

Abbildung 3.4.3.1.1: PCR-Primer nach Kunugi et al. (1997)

Primer *COMT 1* hat einen GC-Gehalt von 55%, Primer *COMT 2* hat einen GC-Gehalt von 50%. Daraus errechnet sich eine Annealing-Temperatur von ca. 62°C für Primer *COMT 1* und eine Annealing-Temperatur von ca. 60°C für Primer *COMT 2*.
Die Primer wurden jeweils auf eine Konzentration von 100pmol/µl verdünnt und als Stammlösung bei -20°C aufbewahrt.

3.4.3.2. PCR-Protokoll

Die PCR wurde mit einem Thermal Cycler (System 9600) der Firma Perkin Elmer (Waltham, Massachusetts 02451, USA) (Abbildung 3.4.3.2.1) durchgeführt.

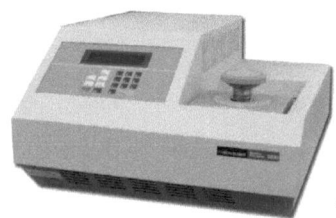

Abbildung 3.4.3.2.1: Thermal Cycler System 9600 (Perkin Elmer)

Ein 100µl-PCR-Ansatz hatte folgende Zusammensetzung:

10x Puffer*	10µl
dNTP's (je 10mM)**	2µl
Primer COMT 1 (10pmol/µl)***	2µl
Primer COMT 2 (10pmol/µl)***	2µl
Polymerase* (5units/µl)	0,5µl
DNA-Template (ca. 45ng/µl)	10µl
Autoklaviertes H$_2$O Bidest	ad 100µl

*: HotStarTaq Plus DNA Polymerase (250) (Cat.No. 203603) (Qiagen, D-40724 Hilden)
**: dNTP`s: dATP + dGTP + dCTP + dTTP
***: Aus Stammlösung (100pmol/µl) 1:10 verdünnte Arbeitslösung

Die Reaktionsbedingungen wurden mehrfach optimiert. Folgendes PCR-Programm stellte sich unter den gegebenen Bedingungen als optimal heraus:

Schritt 1:	Initial Denaturation	5min	95°C
Schritt 2:	Denaturation	30sec	95°C
Schritt 3:	Primer Annealing	30sec	58°C
Schritt 4:	Extension	1min	72°C
Schritt 5:	Go to „Schritt 2" for 40 times		
Schritt 6:	Final Extension	10min	72°C

3.4.4. Kontrolle der PCR-Produkte - Agarosegel-Elektrophorese

Der Erfolg der Polymerase Chain Reaction (PCR) wurde kontrolliert, indem ein 15μl-Aliquot auf ein 3% Agarosegel aufgetragen wurde. Als Längenvergleich wurde ein 50bp-Marker (GeneRuler 50bp DNA Ladder; Catalog # SM0371; Fermentas, D-68789 St. Leon-Rot) mit aufgetragen (Abbildung 3.4.4.1).

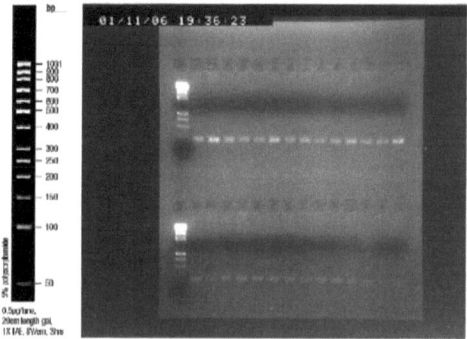

Abbildung 3.4.4.1: 50bp-Marker (links) und 3% Agarosegel (rechts)
Die einzelnen Banden sind jeweils Aliquots aus verschiedenen PCR-Ansätzen.

Wichtig war, dass eine einzelne, scharf umgrenzte Bande im Bereich um 176bp zu sehen war (die Auflösung des Agarosegels ist begrenzt). War das gegeben, dann wurde der restliche PCR-Ansatz der Restriktionsanalyse zugeführt (siehe nächster Abschnitt).

3.4.5. Restriktionsanalyse (Nla III)

Die Restriktionsanalyse basiert auf der Tatsache, dass unterschiedliche Restriktionsenzyme DNA an unterschiedlichen Sequenzen (Recognition Sites) schneiden.
Die Nla III (Catalog # R0125S; New England Biolabs, D-65926 Frankfurt am Main) erkennt und schneidet doppelsträngige DNA an der Sequenz 5`...CATG...3`.
Bei manchen Genen unterscheiden sich verschiedene Allele dadurch, dass Schnittstellen bestimmter Restriktionsenzyme fehlen oder vorhanden sind. Entsprechend lässt sich dann z.B. ein PCR-Produkt (das ja in seiner Sequenz dem Genfragment entspricht) unterschiedlich schneiden, d.h. es entstehen unterschiedliche Schnittmuster (Restriktionsfragment-Längen-Polymorphismus; RFLP). An diesen Schnittmustern lässt sich dann das jeweilige Allel des Trägers erkennen.

Im Fall der COMT wurde ein 176bp langes PCR-Fragment amplifiziert. Innerhalb dieses Fragments liegt die Stelle, die darüber entscheidet, welche Aminosäure in Position 158 eingebaut wird, d.h. ob ein Met^{158}-Allozym oder ein Val^{158}-Allozym gebildet wird. Abbildung 3.4.5.1 zeigt, dass die beiden Allele der COMT gemeinsame, aber auch unterschiedliche Nla III-Schnittstellen haben.

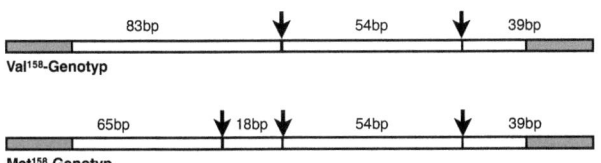

Abbildung 3.4.5.1: Nla III-Schnittstellen (Pfeile) innerhalb des 176bp-Fragments des COMT-Gens

Nla III schneidet das 176bp-Genfragment der Val^{158}-COMT in 3 kürzere Stücke (39bp + 54bp + 83bp), während das 176bp-Genfragment der Met^{158}-COMT eine zusätzliche Schnittstelle hat, so dass das 83bp-Fragment der Val^{158}-COMT in 2 kleinere Fragmente (18bp + 65bp) zerschnitten wird.
Val^{158}-COMT-Phänptypen sollten in der elektrophoretischen Auftrennung also 3 Banden aufweisen, Met^{158}-COMT-Phänotypen 4 Banden und Val^{158}/Met^{158}-Heterozygote (Mischung aus Val^{158}- und Met^{158}-COMT) sogar 5 Banden (Abbildung 3.4.5.2).

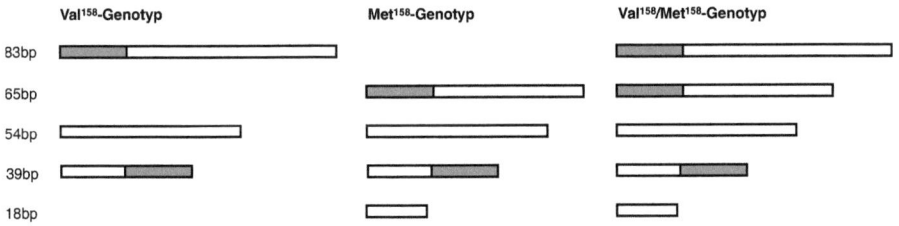

Abbildung 3.4.5.2: Nla III-Schnittmuster der unterschiedlichen Genotypen.

Ein 100µl-Restriktionsansatz hatte folgende Zusammensetzung:

10x Puffer NE*	10µl
100x BSA*	1µl
Nla III (10units/µl)*	0,1µl
PCR-Ansatz	85µl
Autoklaviertes H_2O-Bidest	ad 100µl

*: Bestandteil des Enzym Kits (Catalog # R0125S; New England Biolabs, Frankfurt/Main)

Der Restriktionsansatz wurde 1 Stunde bei 37°C inkubiert, danach mit 20µl 10xBromphenolblau-Ladepuffer versetzt und bis zum Auftragen auf das Gel bei -20°C gelagert.

3.4.6. Detektion der Restriktionsfragmente - PAGE

Nachdem sich gezeigt hatte, dass die durch die Restriktion entstandenen, teilweise sehr kurzen Fragmente im Agarosegel nicht mehr zu trennen waren, kam die wesentlich besser auflösende Polyacrylamidgel-Elektrophorese (PAGE) zum Einsatz.
Abbildung 3.4.6.1 zeigt ein 8% Polyacryamidgel.

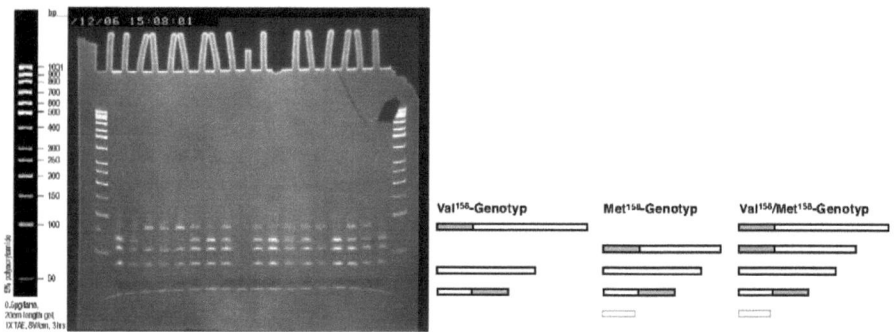

Abbildung 3.4.6.1: 50bp-Marker (links) und 8% Polyacrylamidgel.
Rechts und links auf dem Polycrylamidgel ist Marker aufgetragen, dazwischen Aliquots aus den Restriktionsansätzen.
Rechts sind zum Vergleich die zu erwartenden Fragmente aufgetragen.
Die beiden kleinen 18bp-Fragmente (hellgrau) sind im Gel nicht zu sehen.

Man erkennt maximal 4 Banden (83bp + 65bp + 54bp + 39bp), die kleine 18bp-Bande des Met^{158}-Genotyps ist selbst mit dem sehr hoch auflösenden 8% Polyacrylamidgel nicht darstellbar. Dennoch ist aufgrund der maximal 4 sichtbaren Banden sehr gut erkennbar, um welchen Genotyp es sich jeweils handelt:

Ist die obere 83bp-Bande deutlich sichtbar, so liegt ein Val^{158}-Genotyp (homozygot oder heterozygot) vor. Fehlt zusätzlich die nächst große 65bp-Bande (Bsp.: Probe 3, 4 und 5 [von links]), kann man auf einen homozygoten Val^{158}-Genotyp (val/val) schließen.

Sind die 83bp-Bande und die 65bp-Bande gemeinsam vorhanden (Bsp.: Probe 6 [von links]), handelt es sich um einen heterozygoten Met^{158}/Val^{158}-Genotyp (met/val).

Bei einem homozygoten Met^{158}-Genotyp (met/met) muss die 83bp-Bande fehlen, dafür aber die 65bp-Bande sichtbar sein (Bsp.: Probe 7 [von links]).

4. Ergebnisse

4.1. Allgemeine Anmerkungen

Der vorliegenden Arbeit liegen im Wesentlichen 2 Fragestellungen zugrunde:

1. Kann ein bei Älteren bereits belegter, positiver Einfluss körperlicher Aktivität auf die Leistungsfähigkeit des Gehirns (Hillman et al. [2008]) auch bei jungen Erwachsenen nachgewiesen werden?

2. Welche Rolle kommt dem Neurotransmitter Dopamin als mögliche Grundlage neurophysiologischer Anpassungsreaktionen infolge Ausdauer-Lauftrainings zu?

Die Darstellung der Ergebnisse folgt dieser Chronologie der Fragestellungen:

Abschnitt 4.2. (Leistungsdiagnostik) dokumentiert zunächst den Leistungsstand der Probanden zu Beginn der Studie sowie über den Interventionszeitraum betrachtet.
Mit Hilfe des Parameters „Geschwindigkeit an der anaeroben Schwelle" sollte eine positive Veränderung der Leistungsfähigkeit in der Läufergruppe nachgewiesen werden können, die wiederum die Grundlage für Veränderungen im kognitiven Bereich bildet.

Der folgende Abschnitt (4.3. Psychologische Tests und Fitness) dient dem Nachweis kognitiver Veränderungen über den Interventionszeitraum und beantwortet damit Fragestellung 1 (siehe oben). Die Ergebnisse der einzelnen psychologischen Tests werden jeweils auf die gleiche Art dargestellt:
Zunächst wird ganz allgemein die Entwicklung der beiden Gruppen (Läufer und Kontrollen) über die Zeit dargestellt (Vergleich T1 mit T2).
Dann wird die Eingangsfitness der Probanden einbezogen, indem beide Gruppen auf Grundlage der Laufgeschwindigkeit an der anaeroben Schwelle (T1) durch einen Mediansplit in anfangs fitte und anfangs unfitte Teilnehmer eingeteilt werden.
Zuletzt werden jeweils diejenigen, die ihre Fitness über den Interventionszeitraum verbessert haben getrennt von denjenigen betrachtet, die ihre Fitness nicht verbessern konnten.

Die folgenden zwei Abschnitte (4.4 und 4.5) gehen der Rolle des Dopaminstoffwechsels als Grundlage kognitiver Leistungsfähigkeit nach (Fragestellung 2 [siehe oben]).
Ausgangspunkt ist ein genetischer Polymorphismus des Dopamin-verstoffwechselnden Enzyms Catechol-O-Methyltransferase (COMT), der bedingt, dass im präfrontalen Kortex

(PFC) mancher Probanden mehr Dopamin zur Verfügung steht (sog. met/met-Phänotyp), während im PFC anderer Probanden weniger Dopamin verfügbar ist (val/val-Phänotyp). Met/val-Phänotypen liegen dazwischen (für eine ausführliche Zusammenfassung siehe Abschnitt 2.2.2.4 Die Bedeutung der COMT für die vorliegende Studie).

Zunächst (4.4. Psychologische Tests und Genotyp) werden bereits zu Beginn der Studie bestehende Unterschiede bezüglich der kognitiven Leistungsfähigkeit der einzelnen Phänotypen untersucht und dokumentiert.

Der darauf folgende Abschnitt (4.5. Psychologisches Tests, Fitness und Genotyp) weist dann nach, dass einzelne Phänotypen ganz besonders vom Lauftraining profitieren, belegt damit einen Zusammenhang zwischen Dopaminstoffwechsel und der Verbesserung kognitiver Funktionen und stützt die Rolle von Dopamin als zumindest eine Grundlage neurophysiologischer Anpassungsreaktionen infolge Ausdauer-Lauftrainings.

Der Ergebnisteil soll die Ergebnisse lediglich dokumentieren, ohne sie zu bewerten. Eine bewertende Diskussion erfolgt in Kapitel 5 (Diskussion).

Aufgrund des geringen Anteils an Männern (siehe Kapitel 3.1. Beschreibung und Einteilung der Probanden), und weil geschlechtsspezifische Unterschiede in der Beziehung von körperlicher Aktivität und Kognition nicht ausgeschlossen werden können (Erickson et al. [2007]), beschränkt sich die vorliegende Arbeit auf die Auswertung der Ergebnisse der weiblichen Probanden.

Sie werden im Folgenden bezeichnet als „Läufer_w" bzw. „Kontrolle_w".

Ausgewertet wurden ausschließlich die Ergebnisse derjenigen Probandinnen, die bis zum Ende und bei sämtlichen Test dabei waren (46 Läuferinnen + 17 Kontrollen).

4.1.1. Statistische Auswertung - Software

Die Varianzanalysen erfolgten mit: STATISTICA für Windows 7.1.
Software-System für Datenanalyse
StatSoft, Inc. (2005) www.statsoft.com

Die multiplen *post hoc*-Vergleiche einzelner Mittelwerte (t-Tests) wurden jeweils einer Bonferroni-Korrektur unterzogen. Dabei wird das Alpha-Niveau (0,05) durch die Zahl der durchgeführten Tests dividiert (bei 5 Tests z.B. 0,05: 5= 0,01) und somit das Signifikanzniveau angepasst.

4.2. Leistungsdiagnostik (T1, T2 und im Längsschnitt [T1→T2])

4.2.1. Allgemeine Anmerkungen

Um die allgemeine aerobe dynamische Ausdauerleistungsfähigkeit (Heck [1990]) (hier bezeichnet als „Fitness") der Probanden (Lauf- und Kontrollgruppe) zu Beginn [13./14.05.06] und am Ende [09./10.09.06] der Studie beurteilen zu können, wurden Feldstufentests (siehe 3.2. Leistungsdiagnostik und Trainingsplanung) durchgeführt.
Als Maß für die Fitness der Probanden wurde die Laufgeschwindigkeit an der anaeroben Schwelle (Laktatkonzentration 4mmol/l) festgelegt.

Die Probanden waren gehalten, bei der Ergometrie an ihre Leistungsgrenze zu gehen. Laktatwerte bei Abbruch von durchschnittlich 8,1 mmol/l (Läuferinnen) bzw. 7,9 mmol/l (Kontrollen) (Schneider [2006]) liegen sehr nahe an dem von Heck [1990] geforderten Wert von 8,0 mmol/l und zeigen, dass eine Ausbelastung gegeben ist.

Die Witterungsbedingungen, unter denen die Lauftests stattfanden, waren durchweg gut. Um Fehler durch im Tagesrhythmus veränderliche Parameter klein zu halten, wurden die Probanden bei beiden Testungen jeweils zur gleichen Tageszeit eingeplant.

4.2.2. Leistungsstand der Probanden zu Beginn der Studie (T1)

Abbildung und Tabelle 4.2.2.1 zeigen, dass bereits zu Beginn der Studie (T1) signifikante Unterschiede (p= 0,04) zwischen der Läufergruppe und der Kontrollgruppe bestanden.

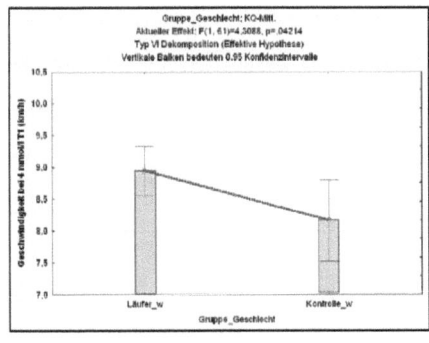

Abbildung und Tabelle 4.2.2.1:
Geschwindigkeit an der anaeroben Schwelle (Laktatkonzentration 4mmol/l) zum Zeitpunkt T1. Vergleich der Läufer- und der Kontrollgruppe.

	Läufer_w	Kontrolle_w
Mittelwert	8,94	8,16
Standardabweichung	1,4	1,09
N	46	17
Fitness T1 (v 4mmol/l [km/h]): Deskriptive Statistik		

Die Probandinnen der Läufergruppe erreichen eine Geschwindigkeit von durchschnittlich 8,94 km/h, die Kontrollen kommen auf lediglich 91,3% dieses Werts (8,16 km/h).

Die bestehenden Unterschiede zu Beginn der Studie sind sicherlich v.a. in der nicht randomisierten Zuordnung der Probandinnen begründet (siehe 3.1. Beschreibung und Einteilung der Probanden) und müssen in die Diskussion der Ergebnisse einbezogen werden.

4.2.3. Leistungsstand der Probanden am Ende der Studie (T2)

Zum Zeitpunkt T2 ist der Unterschied zwischen Läufer- und Kontrollgruppe größer geworden (p= 0,003) (siehe Abbildung und Tabelle 4.2.3.1).

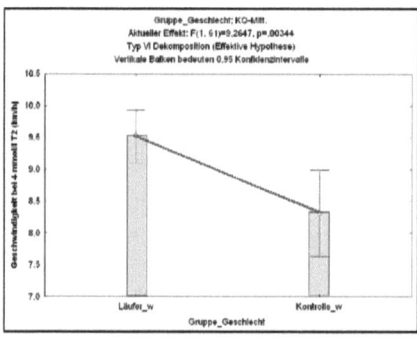

Abbildung und Tabelle 4.2.3.1:
Geschwindigkeit an der anaeroben Schwelle
(Laktatkonzentration 4mmol/l) zum Zeitpunkt T2.
Vergleich der Läufer- und der Kontrollgruppe.

	Läufer_w	Kontrolle_w
Mittelwert	9,52	8,31
Standardabweichung	1,5	1,07
N	46	17
	Fitness T2 (v 4mmol/l [km/h]): Deskriptive Statistik	

Die Probandinnen der Läufergruppe konnten ihre Laufgeschwindigkeit (anaerobe Schwelle) auf durchschnittlich 9,52 km/h erhöhen (6,5% Steigerung).
Die Geschwindigkeit der Kontrollen blieb mit 8,31 km/h relativ konstant (1,8% Steigerung).

4.2.4. Leistungsdiagnostik im Längsschnitt (T1→T2)

Eine ANOVA mit Messwiederholungen ergibt das in Abbildung und Tabelle 4.2.4.1 gezeigte Bild.

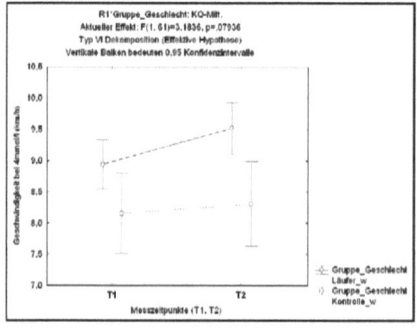

Abbildung und Tabelle 4.2.4.1:
Varianzanalyse mit Messwiederholungen
Geschwindigkeit an der anaeroben Schwelle
zu Beginn (T1) und am Ende (T2) der Studie.

Effekt	F	p
Gruppe_Geschlecht	7,32	0,008
Zeit	9,33	0,003
Gruppe_Geschlecht x Zeit	3,18	0,079
	Varianzanalyse mit Messwiederholungen	

Offensichtlich verbessern sich die Läuferinnen deutlicher (6,5%) als die Kontrollgruppe (1,8%). Dennoch bleibt die Entwicklung der Läuferinnen hinter den Erwartungen zurück: Die Wechselwirkung *Gruppe x Zeit* ist mit p= 0,079 lediglich marginal signifikant. Siehe dazu Kapitel 5 (Diskussion).

4.2.5. Zusammenfassung Leistungsdiagnostik

Schon vor Beginn der sportlichen Intervention (T1) zeigen sich die Läuferinnen fitter als die Kontrollen.

Bis zum Ende des 17-wöchigen Trainingszeitraums verbessern beide Gruppen ihre Fitness. Die Läuferinnen verbessern sich deutlicher (6,5%) als die Kontrollen (1,8%), allerdings weniger deutlich als erwartet.

4.3. Psychologische Tests und Fitness

4.3.1. Allgemeine Anmerkungen

Die im Verlauf der Hauptstudie zur Anwendung gekommenen psychologischen Tests dienten der Quantifizierung kognitiver Parameter, und damit zunächst dem Nachweis kognitiver Veränderungen im Bereich der exekutiven Funktionen (Stroop, N-Back und Dots Mixed) und des räumlichen Vorstellungsvermögens (Schlauchfiguren) (ausführliche Beschreibung der einzelnen Tests in Abschnitt 3.3).

Im Sinne unserer ersten Fragestellung

1. Kann ein bei Älteren bereits belegter, positiver Einfluss körperlicher Aktivität auf die Leistungsfähigkeit des Gehirns (Hillman et al. [2008]) auch bei jungen Erwachsenen nachgewiesen werden?

erfolgt zunächst immer ein Längsschnitt (Vergleich T1 - T2).

Im Anschluss daran erfolgt jeweils eine Betrachtung der jeweiligen Gruppe (Läuferinnen bzw. Kontrollen) hinsichtlich ihrer Fitness zu Beginn der Studie (Eingangsfitness).
Hierzu wurden beide Gruppen auf Grundlage der Laufgeschwindigkeit an der anaeroben Schwelle jeweils durch einen Mediansplit eingeteilt in anfangs fitte („Fit") und anfangs weniger fitte („Unfit") Probandinnen.

Weil offensichtlich einige Läuferinnen ihre Fitness über den Trainingszeitraum nicht verbessern konnten, und weil andererseits einige Kontrollen ihre Fitness auch ohne gezieltes Training verbessert hatten, erfolgt abschliessend jeweils eine Betrachtung sämtlicher Probandinnen (Läuferinnen und Kontrollen) unter dem Kriterium „Fitness verbessert" bzw. „Fitness nicht verbessert". Variable für die Einteilung ist ebenfalls die Laufgeschwindigkeit an der anaeroben Schwelle.

Am Ende jedes Kapitels werden die Ergebnisse der einzelnen Tests jeweils kurz zusammengefasst.

Die Diskussion der Ergebnisse erfolgt in Kapitel 5.

4.3.2. Schlauchfiguren

Mit den Schlauchfiguren wird das räumliche Vorstellungsvermögen getestet und Veränderungen über einen gegebenen Zeitraum quantitativ dargestellt.
Hierzu werden 20 jeweils identische Schlauchfigurenpaare aus verschiedenen Perspektiven gezeigt. Eines der beiden Bilder ist „Bezugspunkt". Die Probanden sollen erkennen, aus welcher Perspektive („von oben", „von unten", „von rechts", usw.) der Bezugspunkt im zweiten Bild gezeigt wird. Gewertet werden die richtigen Zuordnungen (max. 20).

4.3.2.1. Schlauchfiguren T1→T2

Eine Varianzanalyse mit Messwiederholungen ergibt keine statistisch bedeutsame Wechselwirkung zwischen Gruppe und Zeit (p= 0,20) (Abbildung und Tabelle 4.3.2.1.1).

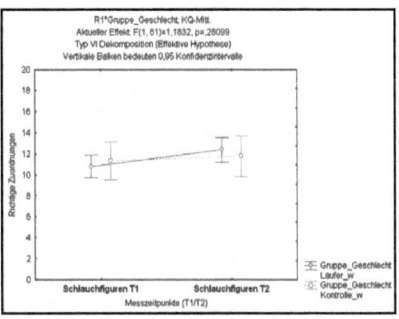

Abbildung und Tabelle 4.3.2.1.1:
Varianzanalyse mit Messwiederholungen
Schlauchfiguren - richtige Zuordnungen
zu Beginn (T1) und am Ende (T2) der Studie.

Effekt	F	p
Gruppe_Geschlecht	0,009	0,98
Zeit	3,48	0,07
Gruppe_Geschlecht x Zeit	1,18	0,28

Beide Gruppen verbessern sich über die Zeit (p= 0,07), ein Unterschied wird erst deutlich, wenn man die einzelnen Mittelwerte *post hoc* betrachtet (Tabelle 4.3.2.1.2).

	T1		T2		Veränderung T1→T2 (%)	
	Läuferinnen	Kontrollen	Läuferinnen	Kontrollen	Läuferinnen	Kontrollen
Mittelwert	10,8	11,35	12,4	11,76	+14,8%	+3,6%
Standardabweichung	3,82	3,44	4,13	3,4		
N	46	17	46	17		

Tabelle 4.3.2.1.2: Deskriptive Statistik
Schlauchfiguren - Richtige Zuordnungen zu Beginn (T1) und am Ende (T2) der Studie.

Während die Kontrollgruppe die Anzahl der richtigen Zuordnungen von T1 zu T2 im Mittel um 3,6% verbessert, verbessert sich die Leistung der Läuferinnen um 14,8%.

Ein nach Bonferroni korrigierter *post hoc*-Vergleich der einzelnen Mittelwerte (Tabelle 4.3.2.1.3) zeigt einen signifikanten Leistungszuwachs der Läufergruppe (p= 0,037), der bei der Kontrollgruppe ausbleibt.

Gruppe_Geschlecht	Messzeitpunkt	Läufer_w T1	Läufer_w T2	Kontrolle_w T1	Kontrolle_w T2
Läufer_w	Schlauchfiguren T1		0,037	1	1
Läufer_w	Schlauchfiguren T2	0,037		1	1
Kontrolle_w	Schlauchfiguren T1	1	1		1
Kontrolle_w	Schlauchfiguren T2	1	1	1	

Tabelle 4.3.2.1.3: Schlauchfiguren (T1→T2)
Nach Bonferroni korrigierter *post hoc*-Vergleich der einzelnen Mittelwerte.

4.3.2.2. Schlauchfiguren und Eingangsfitness (T1)

Eine Varianzanalyse mit Messwiederholungen (Abbildung und Tabelle 4.3.2.2.1) zeigt zunächst eine tendenzielle Verbesserung beider Gruppen („Fit" und „Unfit"). Eine Wechselwirkung zwischen Zeit, Gruppe und Eingangsfitness ist nicht erkennbar (p= 0,7).

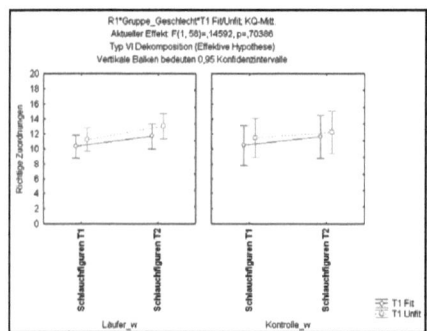

Effekt	F	p
Gruppe_Geschlecht	0,01	0,9
Eingangsfitness	0,97	0,33
Gruppe_Geschlecht x Eingangsfitness	0,03	0,87
Zeit	5,58	0,02
Zeit x Gruppe_Geschlecht	0,35	0,56
Zeit x Eingangsfitness	0	0,98
Zeit x Gruppe-Geschl. x Eingangsfitness	0,15	0,7

Abbildung und Tabelle 4.3.2.2.1: Varianzanalyse mit Messwiederholungen
Schlauchfiguren und Eingangsfitness

Post hoc-Vergleiche der einzelnen Mittelwerte ergeben für die anfangs unfitten Läuferinnen einen Trend (p= 0,64), der bei den anderen Gruppen ausbleibt (p= 1,0).

Betrachtet man Tabelle 4.3.2.2.2 (nächste Seite), so zeigt sich dieser Trend der anfangs unfitten Läuferinnen in einer Leistungssteigerung von 15,8%.

	T1				T2				Veränderung T1→T2 (%)			
	Läuferinnen		Kontrollen		Läuferinnen		Kontrollen		Läuferinnen		Kontrollen	
	Fit	Unfit	Fit	Unfit	Fit	Unfit	Fit	Unfit	Fit	Unfit	Fit	Unfit
Mittelwert	10,4	11,3	10,5	11,5	11,7	13	11,6	12,3	+13,0	+15,8	+10,8	+6,52
Standardabweichung	3,37	4,26	3,12	3,46	3,65	4,54	3,11	3,92				
N	23	23	8	8	23	23	8	8				

Tabelle 4.3.2.2.2: Deskriptive Statistik Schlauchfiguren und Eingangsfitness

4.3.2.3. Schlauchfiguren und Verbesserung der Fitness (T1→T2)

Vergleicht man (ohne Rücksicht auf die Gruppenzugehörigkeit) diejenigen Probandinnen, die ihre Laufgeschwindigkeit an der anaeroben Schwelle von T1 zu T2 verbessern konnten („Fitness profitiert? Ja") mit denjenigen, die sich nicht verbessern konnten („Fitness profitiert? Nein"), so zeigt sich zunächst keine statistisch bedeutsame Wechselwirkung zwischen Gruppe und Zeit (Abbildung und Tabelle 4.3.2.3.1).

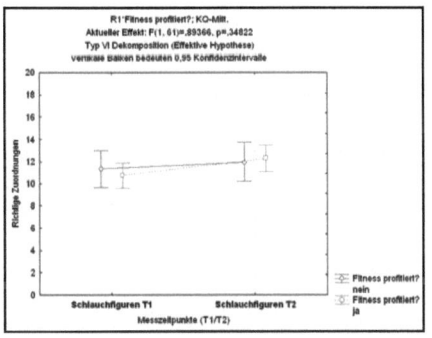

Abbildung und Tabelle 4.3.2.3.1:
Varianzanalyse mit Messwiederholungen
Schlauchfiguren und Verbesserung der Fitness

Effekt	F	p
Fitness profitiert?	0,01	0,91
Zeit	4,53	0,04
Fitness profitiert? x Zeit	0,89	0,35

Ein nach Bonferroni korrigierter *post hoc*-Vergleich der einzelnen Mittelwerte ergibt einen signifikanten Effekt der Zeit (p= 0,049) in der Gruppe „Fitness profitiert? Ja", der bei der Gruppe „Fitness profitiert? Nein" ausbleibt (p= 1,0).
Tabelle 4.3.2.3.2 bestätigt das und zeigt, dass vor allem diejenigen Probandinnen sich verbessern (16,2%), die der Läufergruppe angehören und ihre Fitness verbessern konnten.

	T1				T2				Veränderung T1→T2 (%)			
	Fitness profitiert?				Fitness profitiert?				Fitness profitiert?			
	Läufer		Kontrolle		Läufer		Kontrolle		Läufer		Kontrolle	
	Ja	Nein	Ja	Nein	Ja	Nein	Ja	Nein	Ja	Nein	Ja	Nein
Mittelwert	10,5	11,8	11,9	10,8	12,2	12,8	12,7	10,8	+16,2	+8,5	+6,7	0
Standardabweichung	4,27	1,96	3,22	3,81	4,27	3,84	2,78	3,92				
N	34	12	9	8	34	12	9	8				

Tabelle 4.3.2.3.2: Deskriptive Statistik
Schlauchfiguren und Verbesserung der Fitness

4.2.2.4. Zusammenfassung Schlauchfiguren

Während signifikante Wechselwirkungen zwischen Gruppe und Zeit fehlen, zeigt ein Vergleich der einzelnen Mittelwerte, dass *post hoc* betrachtet eine signifikante Verbesserung der Läuferinnen im Bereich richtiger Zuordnungen gegeben ist (p= 0,037; +14,8%).
Unter Einbeziehung der Eingangsfitness wird deutlich, dass die anfangs unfitten Läuferinnen die stärksten Verbesserungen zeigen (+15,8%).
Unter sämtlichen Probanden zeigen diejenigen, die ihre Fitness über den Interventionszeitraum verbessern konnten, die deutlichere Verbesserung im Bereich richtiger Zuordnungen. *Post hoc* betrachtet wird klar, dass diese Verbesserung v.a. auf die Läufergruppe (+16,2%) zurückgeht.

4.3.3. Stroop

Der Farb-Wort-Interferenztest nach Stroop erlaubt die Erfassung des konzentrativen Widerstands (Inhibition) gegenüber dominierenden automatisierten Reaktionstendenzen. Den Probanden werden Farbwörter oder Symbole gezeigt, die jeweils in einer von 4 möglichen Farben dargestellt sind. Aufgabe ist es, die Wortbedeutung zu ignorieren und mit Tastendruck auf die Farbe, in der das Wort geschrieben ist, zu reagieren. Für eine detaillierte Beschreibung des Tests siehe Kapitel 3.3.2.
Ausgewertet wird die Reaktionszeit bei richtigen Antworten.

4.3.3.1. Stroop T1→T2

Tabelle 4.3.3.1.1 zeigt, dass die deutlichsten Veränderungen der Reaktionszeit (bis zu -17,48%) in der inkongruenten Stroop-Bedingung auftreten.

	neutral		kongruent		inkongruent	
	Läuferinnen	Kontrollen	Läuferinnen	Kontrollen	Läuferinnen	Kontrollen
Veränderung der Reaktionszeit (T1→T2)	-12,48%	-11,53%	-13,71%	-9,73%	-17,48%	-13,75%

Tabelle 4.3.3.1.1: Stroop - Vergleich der Reaktionszeiten (T1→T2) unter verschiedenen Bedingungen (neutral, kongruent, inkongruent)

Die folgenden Betrachtungen beschränken sich der Übersichtlichkeit halber auf diese schwerere Stroop-Bedingung.

Eine ANOVA mit Messwiederholungen ergibt zunächst keine statistisch bedeutsame Wechselwirkung zwischen Gruppe und Zeit (p= 0,21) (Abbildung und Tabelle 4.3.3.1.2).

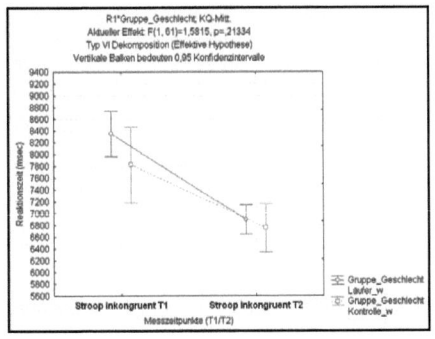

Abbildung und Tabelle 4.3.3.1.2:
Varianzanalyse mit Messwiederholungen
Stroop inkongruent - Reaktionszeit [msec] zu Beginn (T1) und am Ende (T2) der Studie.

Effekt	F	p
Gruppe_Geschlecht	1,48	0,23
Zeit	68,99	0
Gruppe_Geschlecht x Zeit	1,58	0,21

Beide Gruppen verbessern sich signifikant über die Zeit (p= 0,00), ein Unterschied zwischen Läuferinnen und Kontrollen wird erst erkennbar, wenn man die einzelnen Mittelwerte genauer betrachtet (Tabelle 4.3.3.1.3).

	T1		T2		Veränderung T1→T2 (%)	
	Läuferinnen	Kontrollen	Läuferinnen	Kontrollen	Läuferinnen	Kontrollen
Mittelwert	8355	7828	6895	6752	-17,48%	-13,75%
Standardabweichung	1377	1168	879	731		
N	46	17	46	17		

Tabelle 4.3.3.1.3: Deskriptive Statistik
Stroop inkongruent - Reaktionszeit [msec] zu Beginn (T1) und am Ende (T2) der Studie.

Zwar kann die Gruppe der Läuferinnen ihre Reaktionszeit von T1 zu T2 am deutlichsten verbessern (-17,48%), doch sind auch in der Kontrollgruppe deutliche Verbesserungen der Reaktionszeit (-13,75%) zu verzeichnen.

Bonferroni-korrigierte *post hoc*-Analysen der Reaktionszeiten in der inkongruenten Bedingung ergeben dementsprechend sowohl für die Läuferinnen (p= 0,0000) als auch für die Kontrollen (p= 0,0007) signifikante Leistungssteigerungen (die in der neutralen und kongruenten Bedingung ebenfalls signifikant werden).

4.3.3.2. Stroop und Eingangsfitness (T1)

Die stärksten Effekte zeigen sich in der inkongruenten Bedingung (Tabelle 4.3.3.2.1).

	neutral				kongruent				inkongruent			
	Läuferinnen		Kontrollen		Läuferinnen		Kontrollen		Läuferinnen		Kontrollen	
Eingangsfitness	Fit	Unfit	Fit	Unfit	Fit	Unfit	Fit	Unfit	Fit	Unfit	Fit	Unfit
Veränderung der Reaktionszeit (T1→T2) [%]	-13,39	-11,49	-12,48	-8,07	-14,05	-13,35	-12,18	-5,07	-19,13	-15,67	-14,07	-10,93

Tabelle 4.3.3.2.1: Stroop - Vergleich der Reaktionszeiten (T1→T2) der anfangs fitten („Fit") bzw. unfitten („Unfit") Probandinnen unter verschiedenen Bedingungen (neutral, kongruent, inkongruent)

Am deutlichsten profitieren die Läuferinnen. Unter den Läuferinnen haben die anfangs fitten Läuferinnen einen Vorsprung von 3,46% gegenüber den anfangs Unfitten.

Eine Varianzanalyse mit Messwiederholungen unter der inkongruenten Bedingung ergibt das folgende Bild (Abbildung und Tabelle 4.3.3.2.2; Tabelle 4.3.3.2.3).

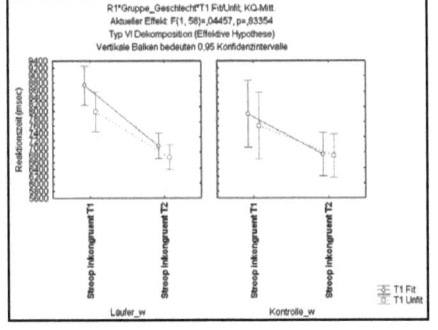

Effekt	F	p
Eingangsfitness	1,56	0,22
Gruppe_Geschlecht	1,47	0,23
Eing.fit. x Gruppe-Geschl.	0,35	0,56
Zeit	62,3	0
Zeit x Eing.fitness	1,29	0,26
Zeit x Gruppe_Geschl	2,49	0,17
Zeit x Eing.f. x Gr_Geschl	0,05	0,83

Abbildung und Tabelle 4.3.3.2.2: Varianzanalyse mit Messwiederholungen
Stroop (inkongruente Bedingung) und Eingangsfitness

	T1				T2			
	Läuferinnen		Kontrollen		Läuferinnen		Kontrollen	
Eingangsfitness	Fit	Unfit	Fit	Unfit	Fit	Unfit	Fit	Unfit
Mittelwert	8718	7993	7934	7608	7050	6740	6817	6776
Standardabweichung	1458	1216	1396	992	938	805	709	800
N	23	23	8	8	23	23	8	8

Tabelle 4.3.3.2.3: Deskriptive Statistik
Stroop (inkongruent) und Eingangsfitness

Wie auch in anderen Tests verbessern sich beide Gruppen über die Zeit.

Eine statistisch relevante Wechselwirkung zwischen Zeit, Eingangsfitness und Gruppe ist nicht gegeben (p= 0,83).

Nach Bonferroni korrigierte *post hoc*-Vergleiche ergeben signifikante Leistungsverbesserungen der Läuferinnen (Fit und Unfit jeweils p= 0,00) im Gegensatz zu den Kontrollen (Fit: p= 0,12; Unfit: p= 0,86).

4.3.3.3. Stroop und Verbesserung der Fitness (T1→T2)

Vergleicht man (ohne Rücksicht auf die Gruppe) diejenigen Probandinnen, die ihre Fitness über den Interventionszeitraum verbessern konnten mit denjenigen, die sich nicht verbessern konnten, dann ergeben sich zunächst für beide signifikante Verbesserungen (Abbildung und Tabelle 4.3.3.3.1; nächste Seite).

Ergebnisse

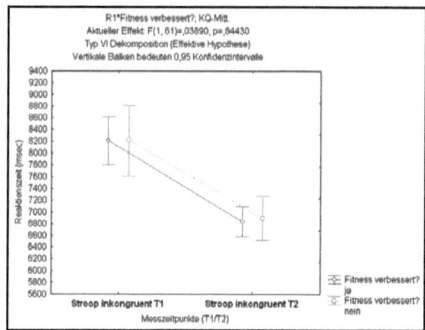

Abbildung und Tabelle 4.3.3.3.1:
Varianzanalyse mit Messwiederholungen
Stroop und Verbesserung der Fitness

Effekt	F	p
Fitness profitiert?	0,016	0,9
Zeit	83,37	0
Fitness profitiert? x Zeit	0,04	0,84

Die ANOVA mit Messwiederholungen (inkongruente Bedingung) ergibt keinerlei statistisch bedeutsame Wechselwirkung zwischen Gruppe und Zeit.

Post hoc-Vergleiche (Tabellen 4.3.3.3.2 und 4.3.3.3.3) ergeben, dass die deutlichsten Veränderungen in der Gruppe der Läuferinnen zu finden sind (inkongruente Bedingung), wenn auch überraschenderweise bei denjenigen, die ihre Fitness nicht verbessern konnten.

	T1				T2			
	Fitness profitiert?				Fitness profitiert?			
	Läufer		Kontrolle		Läufer		Kontrolle	
	Ja	Nein	Ja	Nein	Ja	Nein	Ja	Nein
Mittelwert	8324	8445	7789	7873	6930	6795	6482	7056
Standardabweichung	1375	1442	1299	1090	904	833	573	805
N	34	12	9	8	34	12	9	8

Tabelle 4.3.3.3.2: Deskriptive Statistik
Stroop (inkongruent) und Verbesserung der Fitness (T1→T2)

	neutral				kongruent				inkongruent			
	Läuferinnen		Kontrollen		Läuferinnen		Kontrollen		Läuferinnen		Kontrollen	
Fitness verbessert?	Ja	Nein	Ja	Nein	Ja	Nein	Ja	Nein	Ja	Nein	Ja	Nein
Veränderung der Reaktionszeit (T1→T2) [%]	-13,16	-10,49	-13,87	-9,08	-14,02	-12,82	-11,41	-7,93	-16,74	-19,54	-16,77	-10,38

Tabelle 4.3.3.3.3: Stroop - Vergleich der Reaktionszeiten in Abhängigkeit davon, ob sich die Fitness der Probandinnen von T1 nach T2 verbessert hat (neutrale, kongruente und inkongruente Bedingung)

Ein nach Bonferroni korrigierter Vergleich der einzelnen Mittelwerte ergibt statistisch bedeutsame Verbesserungen bei den Läuferinnen (jeweils p= 0,000), aber auch bei denjenigen Kontrollen, die ihre Fitness verbessert haben (p= 0,02), nicht jedoch bei denjenigen Kontrollen, die ihre Fitness nicht verbessert haben (p= 1,0).

4.3.3.4. Zusammenfassung Stroop

Die deutlichsten Ergebnisse hinsichtlich Veränderungen der Reaktionszeit zeigen sich in der schweren, inkongruenten Stroop-Bedingung.

Im Vergleich T1→T2 verbessern sich beide Gruppen signifikant (p= 0,00), wobei eine statistisch bedeutsame Wechselwirkung zwischen Gruppe und Zeit nicht gegeben ist. *Post hoc* betrachtet zeigen die Läuferinnen mit -17,48% deutlichere Verkürzungen der Reaktionszeit als die Kontrollen (-13,75%).

Unter Einbeziehung der Eingangsfitness zeigen sich *post hoc* die deutlicheren Verbesserungen in der Gruppe der Läuferinnen (jeweils p= 0,00), wobei sich die anfangs fitten etwas stärker verbessern (-19,13%) als die anfangs unfitten (-15,67%). Die Verbesserung der Kontrollen ist nicht signifikant (p= 1,0).

Betrachtet man die Probandinnen in Hinblick darauf, ob sie ihre Fitness über den Interventionszeitraum verbessern konnten, dann zeigt sich, dass einzig die Kontrollen, die ihre Fitness nicht verbessert haben, keinerlei Verbesserungen im Stroop-Test aufweisen (p= 1,0).

4.3.4. N-Back

Der N-Back testet das Arbeitsgedächtnis. Den Probanden werden Zahlenfolgen gezeigt. Ihre Aufgabe ist es, die jeweils gezeigte Zahl mit der n Positionen vorher gezeigten Zahl zu vergleichen und per Knopfdruck zu reagieren, wenn die beiden Zahlen identisch sind. Der N-Back-Test wurde in der Hauptstudie 2006 als 2-Back-Test durchgeführt.

Ausgewertet werden sowohl die Anzahl der richtigen Antworten („Hit") als auch die Reaktionszeit bei korrekten Antworten („RT"). Der Übersichtlichkeit halber wird lediglich die Auswertung der richtigen Antworten grafisch dargestellt. Die Ergebnisse bzgl. der Reaktionszeit werden dennoch am Ende jedes Kapitels kurz erwähnt.

4.3.4.1. N-Back T1→T2

Eine Varianzanalyse mit Messwiederholungen ergibt hinsichtlich der abhängigen Variablen „Hit" (richtige Antworten) einen signifikanten Haupteffekt der Zeit, jedoch keine statistisch relevante Wechselwirkung zwischen Gruppe und Zeit (Abbildung und Tabelle 4.3.4.1.1 und Tabelle 4.3.4.1.2).

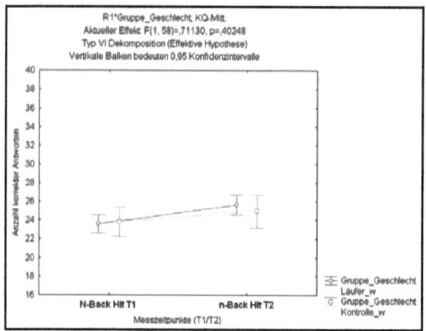

Abbildung und Tabelle 4.3.4.1.1:
Varianzanalyse mit Messwiederholungen
N-Back - richtige Antworten („Hit")
zu Beginn (T1) und am Ende (T2) der Studie.

Effekt	F	p
Gruppe_Geschlecht	0,08	0,78
Zeit	8,56	0,005
Gruppe_Geschlecht x Zeit	0,71	0,4

	T1		T2		Veränderung T1→T2 (%)	
	Läuferinnen	Kontrollen	Läuferinnen	Kontrollen	Läuferinnen	Kontrollen
Mittelwert	23,6	23,82	25,63	24,94	+8,6%	+4,7%
Standardabweichung	3,19	3,19	2,8	5,19		
N	43	17	43	17		

Tabelle 4.3.4.1.2: Deskriptive Statistik
N-Back - richtige Antworten („Hit") zu Beginn (T1) und am Ende (T2) der Studie.

Erst *post hoc*-Vergleiche der einzelnen Mittelwerte zeigen einen deutlicheren Leistungszuwachs der Läuferinnen (+ 8,6%; p= 0,005), der bei den Kontrollen ausbleibt (p= 1,0).

Hinsichtlich der Variablen RT (Reaktionszeit) zeigen sich ähnliche Ergebnisse (ohne Abbildung): Eine statistisch bedeutsame Wechselwirkung zwischen Gruppe und Zeit ist nicht gegeben (p= 0,98), *post hoc*-Analysen dokumentieren eine deutlichere Verbesserung bei den Läuferinnen (p= 0,06) als bei den Kontrollen (p= 0,57).

4.3.4.2. N-Back und Eingangsfitness (T1)

Eine ANOVA mit Messwiederholungen ergibt zunächst den bekannten Haupteffekt der Zeit, zeigt aber keinerlei statistisch bedeutsame Wechselwirkung zwischen Gruppe, Zeit und Eingangsfitness (p= 0,50) (Abbildung und Tabelle 4.3.4.2.1).

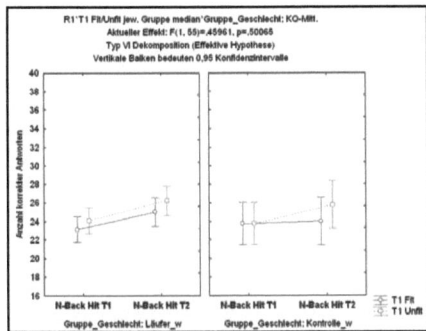

Effekt	F	p
Gruppe_Geschlecht	0,14	0,71
Eingangsfitness	1,34	0,25
Gruppe_Geschlecht x Eingangsfitness	0,01	0,91
Zeit	7,94	0,01
Zeit x Gruppe_Geschlecht	0,65	0,42
Zeit x Eingangsfitness	0,79	0,38
Zeit x Gruppe-Geschl. x Eingangsfitness	0,46	0,5

Abbildung und Tabelle 4.3.4.2.1:
Varianzanalyse mit Messwiederholungen (N-Back Hit und Eingangsfitness)

Betrachtet man die einzelnen Mittelwerte (Tabelle 4.3.4.2.2), dann zeigt sich die deutlichste Verbesserung bei den anfangs unfitten Läuferinnen.

	T1				T2				Veränderung T1→T2 (%)			
	Läuferinnen		Kontrollen		Läuferinnen		Kontrollen		Läuferinnen		Kontrollen	
	Fit	Unfit	Fit	Unfit	Fit	Unfit	Fit	Unfit	Fit	Unfit	Fit	Unfit
Mittelwert	23,14	24,1	23,75	23,75	25,05	26,24	24	25,75	+8,25	+8,88	+1,05	+8,42
Standardabweichung	2,997	3,38	3,88	2,82	3,02	2,49	5,398	5,52				
N	22	21	8	8	22	21	8	8				

Tabelle 4.3.4.2.2: Deskriptive Statistik - N-Back Hit und Eingangsfitness

Interessant ist, dass unter den anfangs unfitten Kontrollen ebenfalls deutliche Verbesserungen auftreten (+8,42%), die bei den anfangs fitten Kontrollen ausbleiben. Diese Verbesserungen der anfangs unfitten Kontrollen zeigen sich allerdings im Bonferroni-Test als nicht bedeutsam (Kontrollen fit und unfit: p= 1,0).
Die Verbesserungen der Läuferinnen hingegen sind hier zumindest als Trend erkennbar (p= 0,63 [fit]; p= 0,36 [unfit]).

Hinsichtlich der Variablen RT (Reaktionszeit) zeigen sich ähnliche Ergebnisse (ohne Abbildung): Eine signifikante Wechselwirkung zwischen Gruppe, Zeit und Eingangsfitness ist nicht gegeben (p= 0,97). Die deutlichsten Verbesserungen (-7,91% Reaktionszeit) zeigen die anfangs unfitten Läuferinnen, gefolgt von den anfangs unfitten Kontrollen (-7,63%), den anfangs fitten Kontrollen (-5,68%) und den anfangs fitten Läuferinnen (-5,37%).
Der Bonferroni-Test ergibt keinerlei statistisch relevanten Verbesserungen (alle p= 1,0).

4.3.4.3. N-Back und Verbesserung der Fitness (T1→T2)

Betrachtet man sämtliche Probandinnen in Hinblick darauf, ob sie ihre Fitness über den Interventionszeitraum verbessern konnten (ohne Rücksicht auf die Gruppenzugehörigkeit), dann ergibt eine ANOVA mit Messwiederholungen zunächst keinerlei statistisch bedeutsame Wechselwirkungen (Abbildung und Tabelle 4.3.4.3.1):

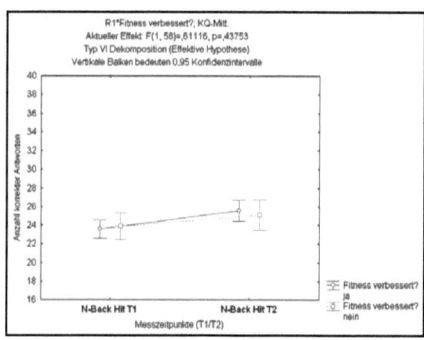

Abbildung und Tabelle 4.3.4.3.1:
Varianzanalyse mit Messwiederholungen
N-Back und Verbesserung der Fitness

Effekt	F	p
Fitness profitiert?	0,009	0,93
Zeit	9,56	0,003
Fitness profitiert? x Zeit	0,61	0,44

Erst *post hoc* betrachtet zeigt sich dann, dass diejenigen Probandinnen, die ihre Fitness über den 17-wöchigen Interventionszeitraum verbessern konnten, auch ihre Leistung im Test verbessern konnten. Ein nach Bonferroni korrigierter Vergleich der Mittelwerte ergibt Signifikanzen lediglich bei der oben genannten Gruppe (p= 0,006), nicht jedoch bei denjenigen, die ihre Fitness nicht verbessert haben (p= 0,99).

Tabelle 4.3.4.3.2 zeigt, dass unter denjenigen, die ihre Fitness und ihre Leistung im Test verbessern konnten besonders die Läuferinnen Verbesserungen aufweisen (+8,97% richtige Antworten [Hit]).

	T1				T2				Veränderung T1→T2 (%)			
	Fitness profitiert?				Fitness profitiert?				Fitness profitiert?			
	Läufer		Kontrolle		Läufer		Kontrolle		Läufer		Kontrolle	
	Ja	Nein	Ja	Nein	Ja	Nein	Ja	Nein	Ja	Nein	Ja	Nein
Mittelwert	23,4	24,3	24,2	23,4	25,5	26	25,9	23,9	+8,97	+6,99	+6,85	+2,14
Standardabweichung	3,25	3,04	2,22	4,14	2,44	3,8	5,04	5,49				
N	32	11	9	8	32	11	9	8				

Tabelle 4.3.4.3.2: Deskriptive Statistik - N-Back Hit und Verbesserung der Fitness

Bezüglich der der Variablen RT (Reaktionszeit) zeigt sich ein wenig differenziertes Bild. Eine signifikante Wechselwirkung zwischen Gruppe, Zeit und Verbesserung der Fitness ist nicht gegeben ($p= 0,98$).
Im Bonferroni-Test zeigen sich keinerlei Signifikanzen (alle $p= 1,0$).

4.2.4.4. Zusammenfassung N-Back

Im Bereich „Anzahl korrekter Antworten" (T1→T2) zeigt sich zunächst keinerlei statistisch bedeutsame Wechselwirkung zwischen Gruppe und Zeit - ein Vergleich der einzelnen Mittelwerte ergibt allerdings eine signifikante Verbesserung der Läuferinnen ($p= 0,005$), die bei den Kontrollen ausbleibt ($p= 1,0$).
Unter Einbeziehung der Eingangsfitness verbessern sich diejenigen Läuferinnen am deutlichsten, die anfangs unfit waren (+8,88% richtige Antworten; $p= 0,36$).
Betrachtet man sämtliche Probandinnen in Hinblick auf das Kriterium „Fitness verbessert?", dann zeigt sich nur bei denjenigen, die ihre Fitness verbessern konnten auch eine signifikante Verbesserung im Test ($p= 0,006$; andere: $p= 0,99$). Offensichtlich geht diese Verbesserung der Anzahl korrekter Antworten v.a. auf die Läuferinnen zurück (+8,97%).

4.3.5. Dots Mixed

Der Dots Mixed-Test bildet Reaktionsgeschwindigkeit und Flexibilität ab. Den Probandinnen werden rote und/oder blaue Kreise auf der rechten oder linken Bildschirmseite gezeigt. Bei einem roten Kreis ist die Seite einer Tastenanordnung zu drücken, die der Seite des Kreises entspricht (z.B. roter Kreis auf rechter Seite > rechte Taste drücken) (kongruente Bedingung). Bei einem blauen Kreis ist die jeweils gegenüber liegende Taste zu drücken (z.B. blauer Kreis auf rechter Seite > linke Taste drücken) (inkongruente Bedingung). Gemessen wird die Reaktionszeit bei richtigen Antworten („RT").

4.3.5.1. Dots Mixed T1→T2

Tabelle 4.3.5.1.1 zeigt, dass die deutlicheren Veränderungen der Reaktionszeit (-7,66%) in der inkongruenten Dots Mixed-Bedingung auftreten. Daher scheint es sinnvoll, zugunsten der Übersichtlichkeit die ausführliche Auswertung des Dots Mixed-Tests im Ergebnisteil auf diese Bedingung zu beschränken. Die Ergebnisse in der kongruenten Bedingung werden am Ende der jeweiligen Abschnitte kurz erwähnt.

	kongruent		inkongruent	
	Läuferinnen	Kontrollen	Läuferinnen	Kontrollen
Veränderung der Reaktionszeit (T1→T2)	-5,58%	-2,08%	-7,77%	-3,77%

Tabelle 4.3.5.1.1: Dots Mixed - Vergleich der Reaktionszeiten (T1→T2) unter den verschiedenen Bedingungen (kongruent, inkongruent)

Eine ANOVA mit Messwiederholungen ergibt in der inkongruenten Bedingung das in Abbildung und Tabelle 4.3.5.1.2 und Tabelle 4.3.5.1.3; nächste Seite) gezeigte Bild.

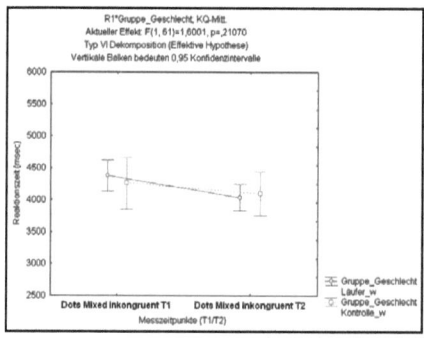

Abbildung und Tabelle 4.3.5.1.2:
Varianzanalyse mit Messwiederholungen
Dots Mixed inkongruent - Reaktionszeit („RT")
zu Beginn (T1) und am Ende (T2) der Studie.

Effekt	F	p
Gruppe_Geschlecht	0,018	0,89
Zeit	12,42	0,0008
Gruppe_Geschlecht x Zeit	1,6	0,21

Psychologische Tests und Fitness   Ergebnisse

Wie auch in den anderen Tests zeigt sich ein signifikanter Haupteffekt der Zeit, die Wechselwirkung zwischen Gruppe und Zeit bleibt mit p= 0,21 jedoch statistisch unbedeutend.

Tabelle 4.3.5.1.3 zeigt, dass *post hoc* betrachtet die umfangreicheren Verbesserungen der Reaktionszeit bei den Läuferinnen auftreten.

	T1		T2		Veränderung T1→T2 (%)	
	Läuferinnen	Kontrollen	Läuferinnen	Kontrollen	Läuferinnen	Kontrollen
Mittelwert	4379	4261	4039	4101	-7,77%	-3,77%
Standardabweichung	917	583	721	652		
N	46	17	46	17		

Tabelle 4.3.5.1.3: Deskriptive Statistik
Dots Mixed inkongruent - Reaktionszeit („RT") zu Beginn (T1) und am Ende (T2) der Studie.

Bonferroni-Tests ergeben in der Gruppe der Läuferinnen einen signifikanten Leistungszuwachs (p= 0,00), der bei den Kontrollen ausbleibt (p= 1,0).

Hinsichtlich der leichteren, kongruenten Bedingung gehen die Ergebnisse „in dieselbe Richtung", zeigen sich aber schwächer. Die Wechselwirkung zwischen Gruppe und Zeit erreicht kein statistisch bedeutsames Niveau (p= 0,31), Bonferroni korrigierte *post hoc*-Vergleiche ergeben ausschließlich für die Läuferinnen signifikante Werte (p= 0,016).

4.3.5.2. Dots Mixed und Eingangsfitness (T1)

Die deutlichsten Effekte zeigen sich wie gehabt in der inkongruenten Bedingung (Tabelle 4.3.5.2.1), auf die sich die folgende ausführliche Darstellung (nächste Seite) demzufolge auch bezieht.

	kongruent				inkongruent			
	Läuferinnen		Kontrollen		Läuferinnen		Kontrollen	
Eingangsfitness	Fit	Unfit	Fit	Unfit	Fit	Unfit	Fit	Unfit
Veränderung der Reaktionszeit (T1→T2) [%]	-7,4	-3,8	-2,82	-1,58	-7,2	-8,6	-3,2	-4,8

Tabelle 4.3.5.2.1: Dots Mixed- Vergleich der Reaktionszeiten (T1→T2) der anfangs fitten („Fit") bzw. unfitten („Unfit") Probandinnen unter den beiden Bedingungen (kongruent, inkongruent)

Eine Varianzanalyse mit Messwiederholungen ergibt das auf der nächsten Seite (Abbildung und Tabelle 4.3.5.2.2 und Tabelle 4.3.5.2.3) gezeigte Bild.

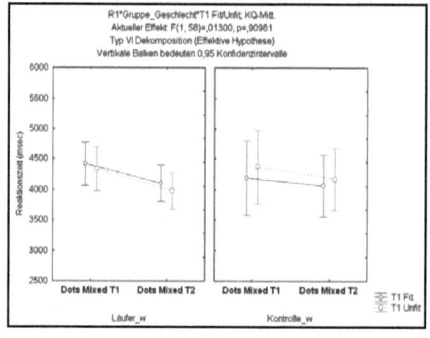

Effekt	F	p
Gruppe_Geschlecht	0	0,97
Eingangsfitness	0,01	0,93
Gruppe_Geschlecht x Einfangsfitness	0,34	0,57
Zeit	11,81	0,001
Zeit x Gruppe_Geschlecht	1,3	0,26
Zeit x Eingangsfitness	0,15	0,7
Zeit x Gruppe-Geschl. x Eingangsfitness	0,01	0,91

Abbildung und Tabelle 4.3.5.2.2:
Varianzanalyse mit Messwiederholungen (Dots Mixed inkongruent und Eingangsfitness)

	T1				T2				Veränderung T1→T2 (%)			
	Läuferinnen		Kontrollen		Läuferinnen		Kontrollen		Läuferinnen		Kontrollen	
	Fit	Unfit	Fit	Unfit	Fit	Unfit	Fit	Unfit	Fit	Unfit	Fit	Unfit
Mittelwert	4422	4336	4194	4376	4102	3975	4061	4168	-7,2	-8,3	-3,2	-4,8
Standardabweichung	799	1033	601	611	657	773	531	822				
N	23	23	8	8	23	23	8	8				

Tabelle 4.3.5.2.3: Deskriptive Statistik - Dots Mixed inkongruent und Eingangsfitness

Ein signifikanter Haupteffekt der Zeit zeigt sich wie immer deutlich, die Wechselwirkung zwischen Zeit, Gruppe und Eingangsfitness bleibt mit p= 0,91 fern jeder Signifikanz.

Aus Tabelle 4.3.5.2.3 geht hervor, dass sich die Läuferinnen (und unter ihnen die anfangs unfitten) deutlicher verbessern als die Kontrollen.

Im Bonferroni-Test zeigt sich eine signifikante Verbesserung der anfangs unfitten Läuferinnen (p= 0,037), ein Trend der anfangs fitten Läuferinnen (p= 0,11) und keinerlei Signifikanzen für die Kontrollen (fit und unfit; p= 1,0).

Auch in der kongruenten Bedingung (ohne Abbildung) zeigt sich keine statistisch bedeutsame Wechselwirkung zwischen Zeit, Gruppe und Eingangsfitness (p= 0,74).
Bonferroni-korrigierte *post hoc*-Vergleiche ergeben lediglich für die anfangs fitten Läuferinen einen Trend (p= 0,16; alle anderen: p= 1,0).

4.3.5.3. Dots Mixed und Verbesserung der Fitness (T1→T2)

Eine ANOVA mit Messwiederholungen (inkongruente Bedingung) lässt eine Wechselwirkung zwischen „Verbesserung der Fitness?" und Zeit als Trend erkennen (Abbildung und Tabelle 4.3.5.3.1):

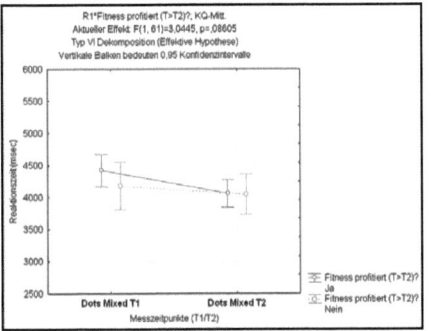

Abbildung und Tabelle 4.3.5.3.1:
Varianzanalyse mit Messwiederholungen
Dots Mixed und Verbesserung der Fitness

Effekt	F	p
Fitness profitiert?	0,42	0,52
Zeit	13,83	0
Fitness profitiert? x Zeit	3,04	0,09

Nach Bonferroni korrigierte *post hoc*-Betrachtungen ergeben eine signifikante Verbesserung (p= 0,00) der Reaktionszeit derjenigen Probandinnen, die ihre Fitness von T1 nach T2 verbessern konnten (andere: p= 1,0).

Vergleicht man die einzelnen Mittelwerte *post hoc* auch innerhalb der Gruppen (Läuferinnen bzw. Kontrollen) (Abbildung 4.3.5.3.2), dann zeigt sich die deutlichste Reduktion der Reaktionszeit in der Läufergruppe (-8,83%).

	T1				T2				Veränderung T1→T2 (%)			
	Fitness profitiert?				Fitness profitiert?				Fitness profitiert?			
	Läufer		Kontrolle		Läufer		Kontrolle		Läufer		Kontrolle	
	Ja	Nein	Ja	Nein	Ja	Nein	Ja	Nein	Ja	Nein	Ja	Nein
Mittelwert	4485	4078	4196	4334	4089	3897	3946	4274	-8,83	-4,44	-5,96	-1,38
Standardabweichung	954	759	608	585	787	486	389	856				
N	34	12	9	8	34	12	9	8				

Tabelle 4.3.5.3.2: Deskriptive Statistik - Dots Mixed inkongruent und Verbesserung der Fitness

Nach Bonferroni korrigiert ergibt sich einzig für die Läuferinnen, die ihre Fitness verbessern konnten, ein signifikanter Wert (p= 0,006). Alle anderen liegen mit p= 1,0 fernab jeglicher Signifikanz.

Ein Blick auf die Ergebnisse in der kongruenten Bedingung zeigt auch hier keine signifikante Wechselwirkung zwischen den Faktoren „Fitness profitiert?" und „Zeit" (p= 0,74).
Post hoc ergeben hier schwache Verbesserungen bei den Läuferinnen („Fitness profitiert? Ja": p= 0,73; „Fitness profitiert? Nein": p= 0,88). Die Kontrollen zeigen keinerlei statistisch bedeutsame Veränderung (p= 1,0).

4.3.5.4. Zusammenfassung Dots Mixed

Die klareren Ergebnisse zeigen sich in der inkongruenten Bedingung, allerdings erneut erst im *post hoc*-Vergleich der einzelnen Mittelwerte.
Hier ergibt sich (T1→T2) eine signifikante Verbesserung (p= 0,00) der Läuferinnen, die bei den Kontrollen ausbleibt (p= 1,0).
Unter Einbeziehung der Eingangsfitness verbessern sich einzig die Läuferinnen (Kontrollen: p= 1,0) und unter den Läuferinnen mit einem deutlichen Vorsprung die anfangs unfitten (p= 0,037; -8,3% Reaktionszeit).
Betrachtet man sämtliche Probandinnen in Hinblick auf das Kriterium „Fitness verbessert?", dann zeigt sich *post hoc* eine signifikante Verbesserung bei denjenigen, die auch ihre Fitness verbessern (p= 0,00; andere: p= 1,0). Ein Vergleich der einzelnen Mittelwerte zeigt, dass diese Verbesserung ausschließlich auf die Läuferinnen zurückgeht (p= 0,006; andere: p= 1,0).

4.4. Psychologische Tests und Genotyp

Im folgenden Kapitel soll überprüft werden, ob bereits zu Beginn der Studie (Zeitpunkt T1) Unterschiede in der Leistung bei den psychologischen Tests bestanden haben, und ob mögliche Unterschiede in Korrelation zum COMT-Genotyp stehen.

Im Sinne unserer zweiten Fragestellung

2. Welche Rolle kommt dem Neurotransmitter Dopamin als mögliche Grundlage neurophysiologischer Anpassungsreaktionen infolge Ausdauer-Lauftrainings zu?

sollten aus den folgenden Ergebnissen erste Rückschlüsse auf die Rolle des Neurotransmitters Dopamin möglich sein. Die Diskussion der Ergebnisse erfolgt in Kapitel 5.

Die im Folgenden dargestellten Ergebnisse beziehen sich aus den in Kapitel 3.1 (Seite 29) genannten Gründen erneut nur auf die weiblichen Probanden.

4.4.1. COMT-Polymorphismus und Genotypisierung der Probanden

Wie in Kapitel 2.2.2.1 ausführlich beschrieben, zeigt die Catechol-O-Methyltransferase (COMT) einen Polymorphismus, indem an Position 158 des Moleküls entweder die Aminosäure Valin (val) oder die Aminosäure Methionin (met) eingebaut sein kann.

Die val-Isoform verstoffwechselt Dopamin schneller als die met-Isoform, was zur Folge hat, dass homozygoten val/val-Trägern relativ weniger Dopamin zur Verfügung steht als homozygoten met/met-Trägern. Heterozygote met/val-Genotypen liegen dazwischen (intermediärer Typ).

Im Rahmen der vorliegenden Studie wurden insgesamt 58 Probandinnen (44 Läuferinnen und 14 Kontrollen) in Bezug auf die COMT genotypisiert (zur Methodik siehe Kapitel 3.4.). Die Ergebnisse sind in Tabelle 4.4.1.1 dargestellt.

Gruppe/Geschlecht	N	val/val	met/val	met/met
Läuferinnen + Kontrollen	58	15 (25,9%)	33 (56,9%)	10 (17,2%)
Läuferinnen	44	10 (22,7%)	25 (56,8%)	9 (20,5%)
Kontrollen	14	5 (35,7%)	8 (57,1%)	1 (7,1%)

Tabelle 4.4.1.1: COMT-Polymorphismus - Genotypen (L: Läufer, K: Kontrollen)

Zu beachten ist, dass durch die Verteilung der einzelnen Genotypen teilweise sehr kleine Gruppengrößen entstehen - im Extremfall (met/met-Kontrollen N= 1), was im Abschnitt 4.4. (Psychologische Tests, Fitness und Genotyp) dazu führt, dass einzelne Varianzanalysen unmöglich werden und nicht dargestellt sind.

4.4.2. COMT-Genotyp und Schlauchfiguren

Bereits zu Beginn der Studie zeigen sich genotypspezifische Unterschiede beim Schlauchfiguren-Test.
Vergleicht man die einzelnen Mittelwerte, dann zeigt sich, dass die val/val-Probandinnen lediglich 75% der Leistung (Richtige Zuordnungen) der met/met-Probandinnen erreichen.

Die met/val-Probanden erreichen annähernd (97%) die gleiche Leistung wie die met/met-Probandinnen (ohne Abbildung).

Ein univariater Signifikanztest (Abbildung und Tabelle 4.4.2.1) ergibt einen statistisch bedeutsamen Effekt des Genotyps (p= 0,05, F= 3,08).

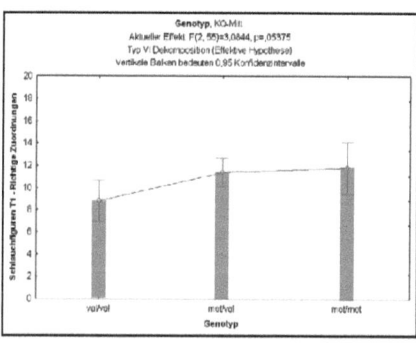

Abbildung und Tabelle 4.4.2.1:
Univariater Signifikanztest
Schlauchfiguren (T1)

	T1		
	val/val	met/val	met/met
Mittelwert	8,8	11,39	11,8
Standardabweichung	3,28	3,72	3,85
N	15	33	10

4.4.3. COMT-Genotyp und Stroop

Auch beim Stroop-Test zeigen sich Korrelationen zwischen Genotyp und Leistung. Vergleicht man die Reaktionszeiten unter den verschiedenen Bedingungen (neutral, kongruent und inkongruent), dann zeigt sich in der neutralen und in der kongruenten Bedingung eine Abnahme der Reaktionszeit in Reihenfolge der Genotypen val/val (längste Reaktionszeit), met/val (intermediär), met/met (kürzeste Reaktionszeit) (Abbildung 4.4.3.1; nächste Seite).

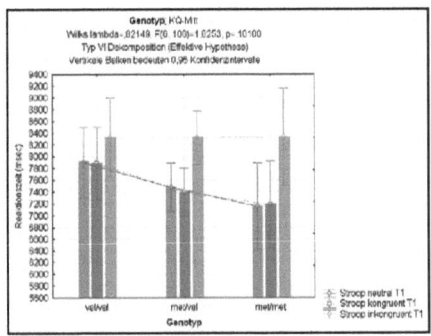

Abbildung 4.4.3.1:
Multivariater Signifikanztest (Wilks)
Stroop (T1)

Auffällig ist, dass die Reaktionszeiten unter der schweren, inkongruenten Bedingung bei allen Genotypen deutlich länger und nahezu gleich sind (siehe Tabelle 4.4.3.1).

	neutral			kongruent			inkongruent		
	val/val	met/val	met/met	val/val	met/val	met/met	val/val	met/val	met/met
Mittelwert	7900	7477	7152	7890	7391	7183	8322	8318	8334
Standardabweichung	896	1291	1086	1015	1261	1107	1162	1296	1507
N	15	33	10	15	33	10	15	33	10

Tabelle 4.4.3.1: Stroop - Deskriptive Statistik: Reaktionszeit [msec] zu Beginn der Studie

Der besseren Anschaulichkeit halber zeigt Tabelle 4.4.3.2 die Reaktionszeiten in Prozent der längsten Reaktionszeit:

	neutral			kongruent			inkongruent		
	val/val	met/val	met/met	val/val	met/val	met/met	val/val	met/val	met/met
Leistung [%]	100	94,6	90,5	100	93,7	91	99,9	99,8	100

Tabelle 4.4.3.2: Stroop - Reaktionszeiten in Prozent der längsten Reaktionszeit

4.4.4. COMT-Genotyp und N-Back

Beim N-Back (Arbeitsgedächtnis) zeigt sich erneut, dass die val/val-Probandinnen (schnellere COMT und somit relativ weniger Dopamin) schlechter abschneiden, während die met/met-Probanden die beste Leistung zeigen (Abbildungen 4.4.4.1 und 4.4.4.2). Die heterozygoten met/val-Probandinnen liegen dazwischen.

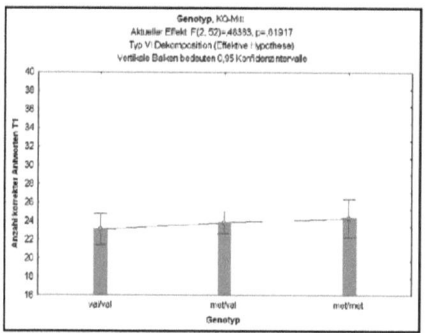 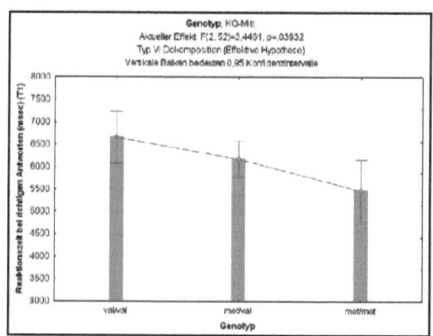

Abbildung 4.4.4.1: Univariater Signifikanztest
N-Back (Anzahl richtiger Antworten)

Abbildung 4.4.4.2: Univariater Signifikanztest
N-Back (Reaktionszeit)

Am deutlichsten zeigen sich genotypspezifische Leistungsunterschiede in Bezug auf die Reaktionszeit (p= 0,04), weniger deutlich aber noch immer offensichtlich hinsichtlich der Anzahl richtiger Antworten (p= 0,62). Ein Vergleich der einzelnen Mittelwerte (Tabellen 4.4.4.1 und 4.4.4.2) unterstreicht das Gesagte anschaulich:

	Anzahl richtiger Antworten			Reaktionszeit [msec]		
	val/val	met/val	met/met	val/val	met/val	met/met
Mittelwert	23,07	23,83	24,3	6652	6170	5454
Standardabweichung	3,71	3,27	3,7	888	1251	888
N	15	30	10	15	30	10

Tabelle 4.4.4.1: N-Back - Deskriptive Statistik (Zeitpunkt T1)

	Anzahl richtiger Antworten			Reaktionszeit		
	val/val	met/val	met/met	val/val	met/val	met/met
Leistung [%]	94,9	97,9	100	100	92,8	81,9

Tabelle 4.4.4.2: N-Back
Anzahl richtiger Antworten in Prozent der Bestleistung
Reaktionszeiten in Prozent der längsten Reaktionszeit

4.4.5. COMT-Genotyp und Dots Mixed

Beim Dots Mixed (Reaktionsgeschwindigkeit und Flexibilität) zeigen sich statistisch wenig bedeutsame (p= 0,44), aber dennoch überraschende Ergebnisse (Abbildung 4.4.5.1).

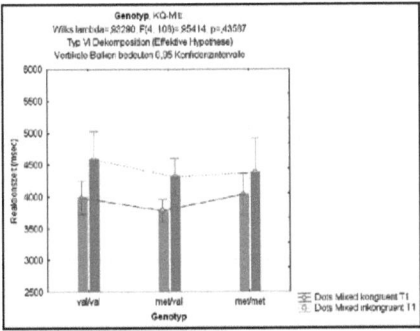

Abbildung 4.4.5.1: Multivariater Signifikanztest (Wilks) Dots Mixed (T1)

Bemerkenswert ist, dass unter beiden Test-Bedingungen (kongruent und inkongruent) die heterozygoten (und mutmaßlich intermediären) met/val-Probandinnen am besten abschneiden.
Am schlechtesten schneiden in der kongruenten Bedingung die met/met-Probaninnen ab, in der inkongruenten Bedingung erzielen die val/val-Probandinnen die schlechtesten Ergebnisse (Tabellen 4.4.5.1. und 4.4.5.2).

	kongruent			inkongruent		
	val/val	met/val	met/met	val/val	met/val	met/met
Mittelwert	3984	3777	4038	4579	4304	4379
Standardabweichung	441	567	422	577	1013	547
N	15	33	10	15	33	10

Tabelle 4.4.5.1: Dots Mixed - Deskriptive Statistik: Reaktionszeit [msec] zu Beginn der Studie

	kongruent			inkongruent		
	val/val	met/val	met/met	val/val	met/val	met/met
Leistung [%]	98,7	93,5	100	100	93,9	95,6

Tabelle 4.4.5.2: Dots Mixed - Reaktionszeiten in Prozent der längsten Reaktionszeit

4.4.6. Zusammenfassung Psychologische Tests und Genotyp

Bereits zu Beginn der Studie lassen sich Zusammenhänge zwischen dem Phänotyp der Catechol-O-Methyltransferase (COMT) (val/val, met/val oder met/met) und dem Abschneiden in den psychologischen Tests feststellen.

In nahezu allen Tests (Schlauchfiguren, Stroop, N-Back) schneiden die val/val-Probandinnen am schlechtesten ab, die met/met-Probandinnen zeigen die beste Leistung und die met/val-Probandinnen liegen dazwischen.

Ausnahmen sind die inkongruente Bedingung des Stroop (alle Genotypen nahezu gleiche Leistung) und der Dots Mixed, bei dem in beiden Bedingungen die met/val-Probandinnen am besten abschneiden und die met/met-Probandinnen (kongruent) bzw. val/val-Probandinnen (inkongruent) die schlechteste Leistung zeigen.

4.5. Psychologische Tests, Fitness und Genotyp

Im Folgenden wird untersucht, ob die zum Zeitpunkt T1 (Beginn der Studie) bestehenden, genotypspezifischen Unterschiede zum Zeitpunkt T2 (Ende der Studie) noch immer in der gleichen Form bestehen.

Im Mittelpunkt steht die Frage, ob die unterschiedlichen Genotypen unterschiedlich stark vom Lauftraining profitiert haben.

Sollte das der Fall sein, dann wäre eine Korrelation zwischen den kognitiven Effekten des Lauftrainings und dem Neurotransmitter Dopamin nachgewiesen und somit eine Beteiligung des Dopamin im Sinne der zweiten Fragestellung der Hauptstudie 2006

2. Welche Rolle kommt dem Neurotransmitter Dopamin als mögliche Grundlage neurophysiologischer Anpassungsreaktionen infolge Ausdauer-Lauftrainings zu?

belegt.

Da die bisherigen Ergebnisse zeigen, dass die beiden Gruppen (Läuferinnen bzw. Kontrollen) sich in den psychologischen Tests unterschiedlich stark verbessern, werden die Ergebnisse der psychologischen Tests im Folgenden nach Genotyp und Gruppe differenziert betrachtet.

Aufgrund der durch die Verteilung der einzelnen Genotypen teilweise sehr kleine Gruppengrößen entstehen - im Extremfall (met/met-Kontrollen N= 1) - sind einzelne Varianzanalysen nicht durchführbar und im Folgenden nicht dargestellt.

Die Diskussion der Ergebnisse erfolgt in Kapitel 5.

4.5.1. COMT-Genotyp, Schlauchfiguren und Fitness

Eine ANOVA mit Messwiederholungen (Abbildung und Tabelle 4.5.1.1) und den Faktoren Genotyp und Gruppe ergibt das folgende Bild:

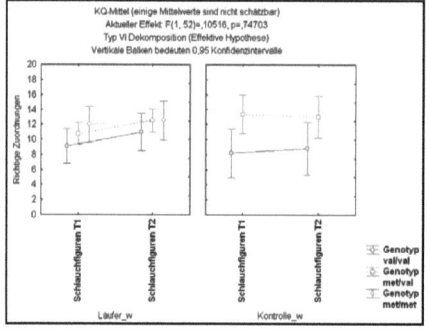

Effekt	F	p
Genotyp	8,23	0,01
Gruppe_Geschlecht x Genotyp	1,96	0,17
Zeit x Genotyp	0,16	0,69
Zeit x Gruppe-Geschlecht x Genotyp	0,11	0,75

Abbildung und Tabelle 4.5.1.1:
Varianzanalyse mit Messwiederholungen (Faktoren Genotyp und Gruppe)
Schlauchfiguren - richtige Zuordnungen zu Beginn (T1) und am Ende (T2) der Studie
Der met/met-Genotyp (Kontrollen) ist aufgrund der kleinen Gruppengröße (N= 1) nicht auswertbar

Es zeigt sich ein signifikanter Effekt des Genotyps (p= 0,0), jedoch keine statistisch bedeutsame Wechselwirkung zwischen Genotyp, Gruppe und Zeit (p= 0,75).
Post hoc-Betrachtungen der einzelnen Mittelwerte (Tabellen 4.5.1.2 und 4.5.1.3; nächste Seite) zeigen dennoch, dass sich die deutlichsten Verbesserungen in der Anzahl korrekter Zuordnungen unter den val/val-Probandinnen der Läufergruppe finden (+20,9%).

	T1						T2					
	Läuferinnen			Kontrollen			Läuferinnen			Kontrollen		
	val/val	met/val	met/met	val/val	met/val	met/met	val/val	met/val	met/met	val/val	met/val	met/met
Mittelwert	9,1	10,8	12	8,2	13,4	K.A.	11	12,6	12,6	8,8	13	K.A.
Standardabweichung	3	3,9	4	4,2	2,3	K.A.	3,2	3,9	5,3	3,1	3,3	K.A.
N	10	25	9	5	8	1	10	25	9	5	8	1

Tabelle 4.5.1.2: Deskriptive Statistik
Schlauchfiguren - Richtige Zuordnungen (T1→T2), Genotyp und Gruppe
K.A.: keine Auswertung (N= 1)

	Läuferinnen			Kontrollen		
	val/val	met/val	met/met	val/val	met/val	met/met
Veränderung T1→T2 (%)	+20,9	+16,7	+4,67	+7,3	-2,8	K.A.

Tabelle 4.5.1.3: *Post hoc*-Vergleich der einzelnen Mittelwerte
Schlauchfiguren - Veränderungen in der Anzahl richtiger Zuordnungen (T1→T2)
K.A.: Keine Auswertung (N= 1)

Im Bonferroni-Test erreicht keine der oben gezeigten Verbesserungen einen statistisch bedeutsamen Wert (alle p= 1,0).

4.5.2. COMT-Genotyp, Stroop und Fitness

Varianzanalysen mit Messwiederholungen unter Einbeziehung der Faktoren Genotyp und Gruppe ergeben die aussagekräftigsten Ergebnisse in der kongruenten Bedingung (Abbildung und Tabelle 4.5.2.1 und Tabelle 4.5.2.2; nächste Seite).

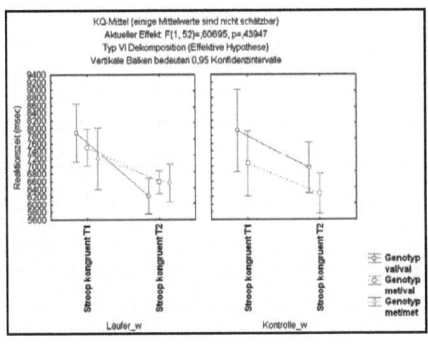

Effekt	F	p
Genotyp	1,79	0,19
Genotyp x Gruppe_Geschlecht	1,76	0,19
Zeit x Genotyp	1,71	0,2
Zeit x Genotyp x Gruppe_Geschlecht	0,61	0,44

Abbildung und Tabelle 4.5.2.1:
Varianzanalyse mit Messwiederholungen (Faktoren Genotyp und Gruppe)
Stroop (kongruent) - Reaktionszeit zu Beginn (T1) und am Ende (T2) der Studie
Der met/met-Genotyp (Kontrollen) ist aufgrund der kleinen Gruppengröße (N= 1) nicht auswertbar

	T1						T2					
	Läuferinnen			Kontrollen			Läuferinnen			Kontrollen		
	v/v	m/v	m/m	v/v	m/v	m/m	v/v	m/v	m/m	v/v	m/v	m/m
Mittelwert	7870	7496	7195	7930	7063	K.A.	6212	6578	6553	6958	6278	K.A.
Standardabweichung	996	1319	1173	1171	1069	K.A.	594	864	660	688	534	K.A.
N	10	25	9	5	8	1	10	25	9	5	8	1

Tabelle 4.5.2.2: Deskriptive Statistik
Stroop (kongruent) - Reaktionszeit (T1→T2), Genotyp und Gruppe
K.A.: Keine Auswertung (N= 1)

Ein *post hoc*-Vergleich der einzelnen Mittelwerte ergibt (Bonferroni-korrigiert) signifikante Verbesserungen der Reaktionszeiten für die val/val-Läuferinnen (p= 0,0004) und für die met/val-Läuferinnen (p= 0,003). Die Veränderungen der übrigen Probanden sind statistisch unbedeutsam (p= 1,0).

Tabelle 4.5.2.3 zeigt die Veränderungen der Reaktionszeit und stellt die deutliche Verbesserung v.a. der val/val-Läuferinnen (-21,06% Reaktionszeit) anschaulich dar.

	Läuferinnen			Kontrollen		
	val/val	met/val	met/met	val/val	met/val	met/met
Veränderung T1→T2 (%)	-21,1	-12,2	-8,9	-12,3	-11,1	K.A.

Tabelle 4.5.2.3: *Post hoc*-Vergleich der einzelnen Mittelwerte
Stroop (kongruent) - Veränderungen der Reaktionszeit (T1→T2)
K.A.: Keine Auswertung (N= 1)

Ausführliche Analysen in der neutralen Stroop-Bedingungen bestätigen die oben gezeigten Ergebnisse und ergeben *post hoc* signifikante Werte einzige für die val/val-Läuferinnen (p= 0,01) und die met/val-Läuferinnen (p= 0,004) (alle anderen p= 1,0).

Unerwartet sind die Ergebnisse in der inkongruenten Stroop-Bedingung, in der signifikante Verbesserungen der Reaktionszeit innerhalb der Läuferinnengruppe in der Reihenfolge met/met (p= 0,01) → met/val (p= 0,02) → val/val (p= 0,07) auftreten.

4.5.3. COMT-Genotyp, N-Back und Fitness

Da sich die deutlicheren genotypspezifischen Unterschiede zu Beginn der Studie offensichtlich in der N-Back-Variablen „Reaktionszeit" (RT) zeigen, scheint diese Variable für eine ausführliche Betrachtung besser geeignet. Auf die Variable „Anzahl korrekter Antworten" wird am Ende dieses Kapitels kurz eingegangen.

Eine ANOVA mit Messwiederholungen ergibt unter Einbeziehung der Faktoren Genotyp und Gruppe bezüglich der N-Back-Variablen „Reaktionszeit" (RT) das auf der nächsten Seite gezeigte Bild (Abbildung und Tabelle 4.5.3.1 und Tabelle 4.5.3.2):

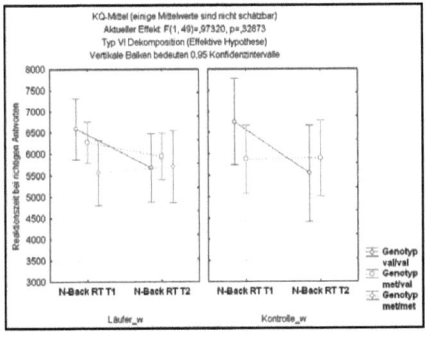

Effekt	F	p
Genotyp	0,15	0,7
Genotyp x Gruppe_Geschlecht	0,097	0,76
Zeit x Genotyp	7,79	0,01
Zeit x Genotyp x Gruppe_Geschlecht	0,97	0,33

Abbildung und Tabelle 4.5.3.1:
Varianzanalyse mit Messwiederholungen (Faktoren Genotyp und Gruppe)
N-Back - Reaktionszeit (RT) zu Beginn (T1) und am Ende (T2) der Studie
Der met/met-Genotyp (Kontrollen) ist aufgrund der kleinen Gruppengröße (N= 1) nicht auswertbar

	T1						T2					
	Läuferinnen			Kontrollen			Läuferinnen			Kontrollen		
	v/v	m/v	m/m	v/v	m/v	m/m	v/v	m/v	m/m	v/v	m/v	m/m
Mittelwert	6599	6276	5561	6758	5876	K.A.	5675	5946	5706	5541	5901	K.A.
Standardabweichung	905	1308	971	946	1101	K.A.	834	1468	1059	1530	1079	K.A.
N	10	22	9	5	8	1	10	22	9	5	8	1

Tabelle 4.5.3.2: Deskriptive Statistik
N-Back - Reaktionszeit [msec] (T1→T2), Genotyp und Gruppe
K.A.: Keine Auswertung (N= 1)

Post hoc betrachtet zeigen sich (Bonferroni-korrigiert) keinerlei signifikante Werte, allein die val/val-Läuferinnen (p= 0,25) und die val/val-Kontrollen (p= 0,43) lassen einen Trend erkennen.

Tabelle 4.5.3.3 unterstützt das oben Gesagte und zeigt eine deutliche Verbesserung der Reaktionszeit der val/val-Probandinnen.

	Läuferinnen			Kontrollen		
	val/val	met/val	met/met	val/val	met/val	met/met
Veränderung T1→T2 (%)	-14	-5,3	+2,6	-18	+0,43	K.A.

Tabelle 4.5.3.3:
N-Back - Veränderung der Reaktionszeit [%], Genotyp und Gruppe
K.A.: Keine Auswertung (N= 1)

Die Analyse der Daten bezüglich der N-Back-Variablen „Anzahl korrekter Antworten" (ohne Abbildung) ergibt eine deutliche Verbesserung lediglich bei den val/val-Läuferinnen (+11% richtige Zuordnungen), die allerdings im Bonferroni-Test nicht signifikant wird (p= 1,0).

4.5.4. COMT-Genotyp, Dots Mixed und Fitness

Die deutlicheren Veränderungen zeigen sich in der schweren, inkongruenten Dots Mixed-Bedingung. Im Folgenden wird daher zunächst auf diese Bedingung ausführlich eingegangen. Die Ergebnisse unter der kongruenten Bedingung werden am Ende dieses Kapitels kurz vorgestellt.

Eine Varianzanalyse mit Messwiederholungen ergibt in der inkongruenten Dots Mixed-Bedingung das folgende Bild (Abbildung und Tabelle 4.5.4.1 und Tabelle 4.5.4.2):

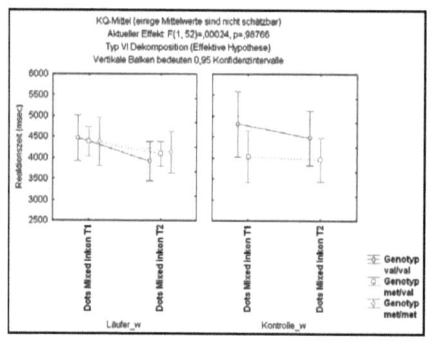

Effekt	F	p
Genotyp	1,31	0,26
Genotyp x Gruppe_Geschlecht	1,78	19
Zeit x Genotyp	2,07	0,16
Zeit x Genotyp x Gruppe_Geschlecht	0	0,99

Abbildung und Tabelle 4.5.4.1:
Varianzanalyse mit Messwiederholungen (Faktoren Genotyp und Gruppe)
Dots Mixed (inkongruent) - Reaktionszeit zu Beginn (T1) und am Ende (T2) der Studie
Der met/met-Genotyp (Kontrollen) ist aufgrund der kleinen Gruppengröße (N= 1) nicht auswertbar

	T1						T2					
	Läuferinnen			Kontrollen			Läuferinnen			Kontrollen		
	v/v	m/v	m/m	v/v	m/v	m/m	v/v	m/v	m/m	v/v	m/v	m/m
Mittelwert	4466	4390	4385	4806	4035	K.A.	3912	4086	4128	4478	3961	K.A.
Standardabweichung	559	1129	580	604	460	K.A.	477	858	620	1047	370	K.A.
N	10	25	9	5	8	1	10	25	9	5	8	1

Tabelle 4.5.4.2: Deskriptive Statistik
Dots Mixed (inkongruent) - Reaktionszeit [msec] (T1→T2), Genotyp und Gruppe
K.A.: Keine Auswertung (N= 1)

Ein Blick auf die Verbesserungen der einzelnen Mittelwerte (Tabelle 4.5.4.3) zeigt die deutlichsten Verbesserungen der Reaktionszeit unter den val/val-Läuferinnen (-12,4%).

	Läuferinnen			Kontrollen		
	val/val	met/val	met/met	val/val	met/val	met/met
Veränderung T1→T2 (%)	-12,4	-6,9	-5,9	-6,8	-1,8	K.A.

Tabelle 4.5.4.3:
Dots Mixed (inkongruent) - Veränderung der Reaktionszeit [%], Genotyp und Gruppe
K.A.: Keine Auswertung (N= 1)

Im Bonferroni-Test zeigt sich die oben dargestellte Verbesserung der val/val-Läuferinnen marginal signifikant (p= 0,08), aber auch ein Trend für die met/val-Läuferinnen (p= 0,30) (alle anderen p= 1,0).

Die Analyse in der kongruenten Dots-Mixed-Bedingung (ohne Abbildung) liefert weniger deutliche, aber keinesfalls widersprüchliche Ergebnisse. Bonferroni-korrigierte *post hoc*-Analysen ergeben keinerlei statistisch bedeutsame Veränderungen (durchweg p= 1,0).

4.5.5. Zusammenfassung Psychologische Tests, Fitness und Genotyp

In sämtlichen Tests verbessern sich die val/val-Läuferinnen am deutlichsten - statistisch signifikante Werte zeigen sich allerdings lediglich im Stroop-Test. Am wenigsten verbessern sich innerhalb der Läuferinnengruppe stets die met/met-Probandinnen.

Die Verbesserungen in der Kontrollgruppe sind durchweg weniger deutlich und wegen nur 1 met/met-Probandin in dieser Gruppe nur begrenzt aussagefähig.

5. Diskussion

5.1. Allgemeine Anmerkungen

Entsprechend der eingangs formulierten Fragestellung der Hauptstudie 2006 (siehe 1.1. Art und Ziel der Studie) war ein erstes Ziel der Hauptstudie die Beantwortung der Frage:

1. Kann ein bei Älteren bereits belegter, positiver Einfluss körperlicher Aktivität auf die Leistungsfähigkeit des Gehirns (Hillman et al. [2008]) auch bei jungen Erwachsenen nachgewiesen werden?

Wenngleich festgestellt und diskutiert werden muss, dass sowohl die Verbesserung der Fitness als auch die Steigerung kognitiver Parameter hinter den aus der Pilotstudie 2005 abgeleiteten Erwartungen zurück bleibt, ist die oben gestellte Frage dennoch mit einem „Ja" zu beantworten. Zwar ist eine Wechselwirkung zwischen Gruppe (Läuferinnen oder Kontrollen) und Zeit oftmals bestenfalls als Trend erkennbar, jedoch deuten *post hoc*-Vergleiche der einzelnen Mittelwerte stets „in die gleiche Richtung" und zeigen deutlichere kognitive Verbesserungen in der Gruppe der Läuferinnen.

Dennoch muss und wird gleich im anschliessenden Kapitel die Frage nach der hinter den Erwartungen zurückbleibenden körperlichen Entwicklung der Läuferinnen als „Schlüsselfrage" der Hauptstudie 2006 diskutiert werden.

Die zweite Fragestellung der Hauptstudie 2006 war:

2. Welche Rolle kommt dem Neurotransmitter Dopamin als mögliche Grundlage neurophysiologischer Anpassungsreaktionen infolge Ausdauer-Lauftrainings zu?

Hier konnte zunächst gezeigt werden, dass bereits zu Beginn der Studie (T1) kognitive Leistungsunterschiede bestanden haben, die sich auf unterschiedliche Dopaminkonzentrationen im präfrontalen Kortex (PFC) zurückführen lassen (diskutiert im Abschnitt 5.4.2).

In Beantwortung der oben gestellten Frage lässt eine weiterhin festgestellte Korrelation zwischen Dopaminstoffwechsel (Genotyp der COMT) und kognitiver Verbesserung über den Trainingszeitraum eine zentrale Rolle des Dopaminstoffwechsels als neurophysiologische Grundlage kognitiver Anpassungsreaktionen erkennen (diskutiert in Abschnitt 5.4.3).

Die folgenden Abschnitte beginnen jeweils mit einer Zusammenfassung der Ergebnisse.

5.2. Leistungsdiagnostik (T1, T2 und im Längsschnitt [T1→T2])

5.2.1. Kurze Zusammenfassung der Ergebnisse

Schon vor Beginn der sportlichen Intervention (T1) zeigen sich die Läuferinnen fitter als die Kontrollen.
Bis zum Ende des 17-wöchigen Trainingszeitraums verbessern beide Gruppen ihre Fitness. Die Läuferinnen verbessern sich deutlicher (6,5%) als die Kontrollen (1,8%), allerdings weniger deutlich als erwartet.

5.2.2. Leistungsstand der Probanden zu Beginn der Studie (T1)

Als Ergebnis der Eingangsergometrie (13./14.05.06) zeigt sich, dass bereits zu Beginn der Studie Unterschiede zwischen der Fitness der potentiellen Läuferinnen und der potentiellen Kontrollprobandinnen bestehen. Betrachtet man die Laufgeschwindigkeit an der anaeroben Schwelle, dann unterscheidet sich die Läufergruppe mit durchschnittlich 8,94 km/h deutlich von der Kontrollgruppe (8,16 km/h) (p= 0,04).

Die Ursache dieses Unterschieds ist sicherlich im gewählten Studiendesign der freiwilligen Zuordnung der Probandinnen in die Läufergruppe oder in die Kontrollgruppe begründet. Aus sportwissenschaftlicher Sicht und in Hinblick auf die statistische Auswertbarkeit der Ergebnisse wäre sicher eine randomisierte Zuordnung der Probandinnen günstiger gewesen. Danach gefragt, gaben nahezu sämtliche Probanden an, einer randomisierten Zuordnung nicht zuzustimmen. Die Probandinnen der Läufergruppe waren nicht bereit, den ganzen Sommer über auf Sport zu verzichten - sie wollten laufen, und die Teilnehmerinnen der Kontrollgruppe wollten oder konnten sich nicht auf ein 17-wöchiges Lauftraining einlassen.

Dass Läuferinnen und Kontrollen sich hinsichtlich ihrer Affinität zu Sport unterscheiden, ergibt auch eine zu Beginn der Studie erhobene Umfrage, bei der die Läuferinnen angaben, durchschnittlich ca. 1,18 Stunden Sport pro Woche zu treiben, wohingegen die Kontrollen lediglich auf ca. 0,62 Stunden sportlicher Aktivität kommen.

Die Läuferinnen starteten also offensichtlich etwas fitter in die Studie als die Kontrollen. Dennoch sind unter den gegebenen Bedingungen fundierte Schlussfolgerungen möglich, vorausgesetzt, dass sich die Fitness der Läuferinnen im Verlauf des 17-wöchigen Trainings deutlicher verbessert als die Fitness der Kontrollprobandinnen.
In wieweit diese Bedingung erfüllt ist, diskutiert der folgende Abschnitt.

5.2.3. Leistungsdiagnostik im Längsschnitt (T1→T2)

Im Längsschnitt betrachtet verbessern die Läuferinnen ihre Laufgeschwindigkeit an der anaeroben Schwelle im Verlauf der 17 Wochen um 6,5%, während die Teilnehmerinnen der Kontrollgruppe lediglich eine Steigerung von 1,8% vorweisen.

Die im vorangehenden Kapitel geforderte deutlichere Leistungssteigerung der Läuferinnen im Vergleich zu den Kontrollen ist somit gegeben, bleibt jedoch deutlich hinter den aus der Pilotstudie 2005 abgeleiteten Erwartungen zurück.

Die statistische Analyse (ANOVA mit Messwiederholungen) ergibt für die 17-wöchige Hauptstudie 2006 lediglich eine marginal signifikante (p= 0,079) Wechselwirkung zwischen Gruppe und Zeit (Variable: Laufgeschwindigkeit an der anaeroben Schwelle), wohingegen bei der Pilotstudie 2005 bereits nach 6-wöchigem Lauftraining eine bedeutsame Wechselwirkung zwischen Gruppe und Zeit (p= 0,002) zu verzeichnen ist (Variable: PWC-Wert) (Stroth et al. [2008]).

Tatsächlich zeigt ein Blick auf die einzelnen Laufgeschwindigkeiten an der anaeroben Schwelle, dass bei einigen Läuferinnen der Hauptstudie 2006 der Trainingserfolg offenbar vollkommen ausbleibt.

Von insgesamt 46 Läuferinnen liegen Daten vor, die zeigen, dass sich lediglich 34 Läuferinnen über den 17-wöchigen Trainingszeitraum verbessern konnten, während 12 Läuferinnen offensichtlich keinerlei Verbesserung der Laufgeschwindigkeit vorweisen können.

Interessanterweise zeigt sich bei den Kontrollen der Hauptstudie 2006, dass nahezu die Hälfte aller Probandinnen (8 von 17) ihre Fitness auch ohne regelmässiges sportliches Training verbessern konnten.

Das ist allerdings nicht weiter verwunderlich, weil in der wärmeren Jahreszeit zahlreiche alltägliche Betätigungen im Freien (Spazierengehen, Schwimmen, Radfahren, usw.) sicherlich zur Verbesserung der Fitness beitragen, auch wenn sie nicht unbedingt als „Training" empfunden werden.

Zu diskutieren ist die Frage, warum sich die Probandinnen der Läufergruppe nicht deutlicher steigerten, bzw. warum einige Läuferinnen über die 17 Wochen Trainingszeitraum keinerlei Verbesserungen aufweisen.

Die Trainingshäufigkeit lag bei 3 Einheiten pro Woche. Laufintensität und -dauer waren durch einen Trainingsplan eindeutig festgelegt und wurden im Lauf der 17 Wochen deutlich gesteigert (siehe Abschnitt 3.2.3. Trainingsplanung).

Sämtliche Läuferinnen waren mit Pulsuhren (Polar® F6) ausgerüstet, um die Laufintensität, d.h. den vorgegebenen Pulsbereich überwachen zu können.

In persönlichen Gesprächen mit den Läuferinnen wurden die Trainingsintensitäten als „anfangs relativ leicht" (was bei der teilweise schlechten Fitness der Probandinnen durchaus angebracht war) und „am Ende recht anstrengend" beschrieben.

Die Grundfitness sämtlicher Probanden zu Beginn der Studie kann als eher gering und mit Sicherheit steigerungsfähig (Schneider [2006]) eingestuft werden, so dass einer Entwicklung der körperlichen Leistungsfähigkeit hier keine Grenze gesetzt war.

Die Läuferinnen waren gehalten, ein von der Studienleitung ausgegebenes Lauftagebuch zu führen. Die Lauftagebücher wurden am Ende der Studie eingesammelt und ausgewertet. Sie dokumentieren bei sämtlichen Läuferinnen, die bis zum Schluss dabei waren, regelmäßige Trainingseinheiten in den vorgegebenen Pulsbereichen (krankheitsbedingte Trainingsausfälle wurden i.d.R. später nachgeholt).
Darüber hinaus war eine Überwachung des Lauftrainings (z.B. bei festgelegten Lauftreffs) nicht möglich. Die Probandinnen gehören unterschiedlichen Schulen der Akademie für Gesundheitsberufe an. Ihre Stundenpläne und Ferienzeiten unterscheiden sich - einige Schülerinnen sind bereits während ihrer Ausbildung in den Schichtbetrieb des Universitätsklinikums integriert.

Im Übrigen waren sämtliche Probandinnen informiert (und hatten das mit Unterschrift bestätigt), dass sie die Studie jederzeit und ohne Angabe von Gründen abbrechen dürfen, ohne Konsequenzen irgendwelcher Art fürchten zu müssen (Auflage des Ethikantrags).
Von der Möglichkeit eines Abbruchs wurde in immerhin 46 Fällen verletzungsbedingt oder aus anderen Gründen Gebrauch gemacht (Drop-Out-Quote [Läuferinnen]: 50%).
Diese relativ hohe Quote zeigt, dass zahlreiche Probandinnen ihre zeitlichen Möglichkeiten und teilweise auch ihr Durchhaltevermögen überschätzt hatten und von 3 Trainingseinheiten pro Woche überfordert waren.

Es bleibt die Frage, warum das 17-wöchige Lauftraining an 12 von 46 Läuferinnen offenbar „spurlos" vorbei ging.

Hier scheint es in einzelnen Fällen angebracht, die Verlässlichkeit der Ergometrie bzw. der Laktatbestimmung in Frage zu stellen.

Die meisten dieser 12 Läuferinnen sind der Studienleitung persönlich bekannt. Sie konnten im Verlauf der 17 Wochen beobachtet werden, zahlreiche persönliche Gespräche fanden statt, bei denen die Läuferinnen selbst vom Eindruck einer deutlich verbesserten Fitness berichteten.

Als Störgrößen bei der Laktatbestimmung können in Anbetracht des routinierten Teams (studentische Hilfskräfte der Universität Karlsruhe [TH] unter der Leitung von Matthias Schneider) „handwerkliche" Fehler (bei der Blutabnahme, usw.) sicher ausgeschlossen werden. Störgrößen, die in der Physiologie der Probanden liegen, wurden bestmöglich erfasst (z.B. Medikamente) bzw. kontrolliert (z.B. wurden die Probanden an beiden Ergometrie-Terminen zur gleichen Uhrzeit einbestellt), sind aber zu einem großen Teil im Rahmen einer so groß angelegten Studie nicht vollständig auszuschließen.

In wieweit Verbesserungen der Fitness teilweise durch die ergometrischen Verfahren nicht korrekt erfasst wurden, bleibt offen und ist nicht Gegenstand der vorliegenden Studie.

Es gibt keinen konkreten Grund, die Verlässlichkeit und Trainingsdisziplin der bis zum Schluss verbleibenden Läuferinnen anzuzweifeln. Dennoch ist anzumerken, dass die Studienleitung in einigen wenigen Fällen aus den Reihen der Probandinnen auf die mangelnde Trainingsdisziplin bestimmter Läuferinnen hingewiesen wurde.

Diese Hinweise betrafen aber insgesamt lediglich Läuferinnen, die das Training im Verlauf der 17 Wochen freiwillig und selbständig beendeten.

Eine Konsequenz für künftige Studien könnte dennoch sein, Lauftreffs und Trainingszeiten zwingend vorzuschreiben und vor Ort zu überwachen (wie z.B. bei der Pilotstudie 2005 geschehen). Auch die Nutzung hochwertiger Pulsuhren, die längere Zeiträume aufzuzeichnen können, wäre zu überlegen. Die genannten Punkte wären jedoch mit hohem personellem bzw. finanziellem Aufwand verbunden und würden Studien in Größenordnung der Hauptstudie 2006 nahezu unmöglich machen.

Es bleibt festzustellen, dass trotz aller kritischen Worte eine deutlichere Leistungssteigerung der Läuferinnen gegenüber den Kontrollen gegeben ist, wenngleich diese Leistungssteigerung als Grundlage kognitiver Verbesserungen weniger deutlich ausfällt als erwartet.

5.3. Psychologische Tests und Fitness

5.3.1. Allgemeine Anmerkungen

Die in der vorliegenden Studie zur Anwendung gekommenen psychologischen Tests bilden die Leistungsfähigkeit des Gehirns in den Bereichen „Räumliches Vorstellungsvermögen" (Schlauchfiguren) sowie „Exekutive Funktionen" (Stroop, N-Back und Dots Mixed) ab.
Die Tests wurden zu Beginn der Studie (T1) durchgeführt, und am Ende der Studie (T2) wiederholt. Auf diese Weise wurde die Veränderung kognitiver Parameter über den Interventionszeitraum dokumentiert, um eine Antwort auf die erste Kernfrage der Hauptstudie 2006 zu finden:

1. Kann ein bei Älteren bereits belegter, positiver Einfluss körperlicher Aktivität auf die Leistungsfähigkeit des Gehirns (Hillman et al. [2008]) auch bei jungen Erwachsenen nachgewiesen werden?

Sämtlichen T1→T2-Analysen gemeinsam ist ein signifikanter Haupteffekt der Zeit. Diese Verbesserung sämtlicher Probandinnen (Läuferinnen und Kontrollen) über die Zeit geht auf einen Lerneffekt zurück und ist auf die Wiederholung des beim zweiten Durchgang bereits bekannten Tests zurückzuführen.

Wechselwirkungen zwischen Gruppe und Zeit lassen bei sämtlichen Tests an Deutlichkeit vermissen und werden bestenfalls als Trend erkennbar.
In Anbetracht der inzwischen (vorwiegend an Älteren) gut belegten Zusammenhänge zwischen körperlicher Fitness und kognitiver Leistungsfähigkeit und vor der ebenfalls an Deutlichkeit mangelnden Entwicklung der körperlichen Leistungsfähigkeit der Läuferinnen (diskutiert im vorhergehenden Abschnitt) ist die wenig deutliche Veränderung im kognitiven Bereich offenbar Folge der ebenfalls wenig deutlichen Entwicklung der körperlichen Leistungsfähigkeit.

Dass dennoch spezifische Verbesserungen der Läuferinnen nachweisbar sind, zeigen *post hoc*-Analysen der einzelnen Mittelwerte.
Hier, so viel sei vorweggenommen, zeigt sich im Bonferroni-Test sehr häufig eine signifikante Entwicklung der Läuferinnen, die bei den Kontrollen ausbleibt, so dass die oben aufgeworfene Frage insgesamt bejaht werden kann.

Die folgende ausführliche Diskussion der Ergebnisse erfolgt gesondert nach den untersuchten kognitiven Parametern „Räumliches Vorstellungsvermögen" (Schlauchfiguren) und „Exekutive Funktionen" (Stroop, N-Back und Dots Mixed).

Zur Erleichterung der Übersicht steht am Beginn der einzelnen Kapitel steht jeweils eine kurze Zusammenfassung der entsprechenden Ergebnisse.

5.3.2. Räumliches Vorstellungsvermögen (Schlauchfiguren)

5.3.2.1. Kurze Zusammenfassung der Ergebnisse

Während signifikante Wechselwirkungen zwischen Gruppe und Zeit fehlen, zeigt ein Vergleich der einzelnen Mittelwerte, dass *post hoc* betrachtet eine signifikante Verbesserung der Läuferinnen im Bereich richtiger Zuordnungen gegeben ist (p= 0,037; +14,8%).

Unter Einbeziehung der Eingangsfitness wird deutlich, dass die anfangs unfitten Läuferinnen die stärksten Verbesserungen zeigen (+15,8%).

Unter sämtlichen Probanden zeigen diejenigen, die ihre Fitness über den Interventionszeitraum verbessern konnten, die deutlichere Verbesserung im Bereich richtiger Zuordnungen. *Post hoc* betrachtet wird klar, dass diese Verbesserung v.a. auf die Läufergruppe (+16,2%) zurückgeht.

5.3.2.2. Diskussion der Ergebnisse

Eine ANOVA mit Messwiederholungen ergibt zunächst keine statistisch bedeutsame Wechselwirkung zwischen Gruppe und Zeit (p= 0,28).

Post hoc betrachtet zeigt sich dann aber ein signifikanter Leistungszuwachs (p= 0,037) der Läuferinnen, der bei den Kontrollen ausbleibt (p= 1,0).

Damit wird zunächst das Ergebnis der Pilotstudie 2005 (Stroth et al. [2008]) gestützt, bei der ebenfalls eine Verbesserung im Bereich der räumlichen Verarbeitung bei den Läufer(n)/-innen (p= 0,01), nicht aber bei den Kontrollen (p= 1,0) nachgewiesen wurde.

Analysiert man die Daten der Hauptstudie 2006 mit Blick auf die Eingangsfitness, dann zeigt sich, dass ganz besonders die anfangs eher unfitten Läuferinnen vom Lauftraining profitieren.

Betrachtet man zusätzlich die ergometrisch dokumentierte Veränderung der Leistungsfähigkeit, dann zeigt sich ein positiver Zusammenhang zwischen Verbesserung der körperlichen Fitness und dem Abschneiden im Schlauchfigurentest.

Eine vergleichende Diskussion dieser Ergebnisse ist wegen eines Mangels an ähnlich angelegten Studien nahezu unmöglich. Was fehlt, sind humane Studien im Bereich der räumlichen Wahrnehmung.

Lediglich eine von Shay & Roth [1992] durchgeführte Studie weist auf Unterschiede fitter und weniger fitter älterer Probanden (zugunsten der Fitten) im Bereich der räumlichen Verarbeitung hin.

Deutlich gestützt werden die Ergebnisse unserer Studien allerdings durch das Tiermodell:

Vaynman, Ying & Gomez-Pinilla [2004] zeigen, dass im Laufrad trainierte Ratten gegenüber untrainierten Ratten deutliche Vorteile haben, wenn es z.B. darum geht, im trüben Wasser versteckte Plattformen wiederzufinden (Morris Water Maze). Vaynman et al. zeigen außerdem, dass der positive Effekt des Laufradtrainings an die Bildung des Brain-Derived Neurotrophic Factor (BDNF; siehe Abschnitt 2.1.3. Neurophysiologische Anpassungsreaktionen) gekoppelt ist.

Andere Studien weisen darauf hin, dass körperliche Aktivität (z.B. Laufradtraining) vermittelt durch BDNF und zahlreiche andere Faktoren die Zellteilung im Hippokampus von Mäusen stimuliert (Kempermann, Chesler, Lu, Williams & Gage [2006]). Dass die neu gebildeten Neurone tatsächlich in die Arbeit des Hippokampus integriert werden, zeigen Studien von Gould et al. [1999], Scharff et al. [2000] und Shors et al. [2001], und die Rolle des Hippokampus für die räumliche Orientierung betonen Arbeiten von Bird & Burgess [2008], Barry & Burgess [2007], Hartley, Burgess, Lever, Cacucci & O´Keefe [2000] und zahlreichen anderen.

Erste Tierversuche deuten darüber hinaus auf eine Beteiligung des präfrontalen Kortex (PFC) hin. Stimulation der Dopamin D1-Rezeptoren im PFC von Ratten führen zu verbesserten Leistungen im Bereich räumliches Arbeitsgedächtnis (Mehta & Riedel [2006]).

Läsionen des PFC sowie die Hemmung von Dopaminrezeptoren führen im Tierversuch und auch beim Menschen zu Defiziten im Bereich des räumlichen Arbeitsgedächtnisses (Chudasama & Robbins [2006]).

Die vorliegende Studie untermauert eine Beteiligung des Dopamin und der Catechol-O-Methyltransferase (COMT) im Bereich der räumlichen Verarbeitung (siehe Kapitel 5.4.3. Psychologische Tests und Genotyp im Längsschnitt [T1→T2]).

5.3.3. Exekutive Funktionen (Stroop, N-Back und Dots Mixed)

5.3.3.1. Kurze Zusammenfassung der Ergebnisse

Obschon wie bereits mehrfach erwähnt Wechselwirkungen zwischen Gruppe und Zeit oftmals lediglich als Trend erkennbar werden, zeigen *post hoc* durchgeführte Vergleiche der einzelnen Mittelwerte, dass sich auch im Bereich der exekutiven Funktionen die Läuferinnen im Vergleich T1→T2 deutlicher verbessern als die Kontrollen - besonders ausgeprägt sind die Unterschiede im N-Back und im Dots Mixed (siehe Tabelle 5.3.3.1.1).
Sind verschiedene Schwierigkeitsgrade unterscheidbar (Stroop, Dots Mixed), dann zeigen sich die deutlichsten Ergebnisse jeweils in der schweren, inkongruenten Bedingung.
Bezieht man die Eingangsfitness der Probandinnen ein, dann zeigt sich die deutlichere Verbesserung ebenfalls stets in der Gruppe der Läuferinnen, und zwar mehrheitlich (N-Back und Dots Mixed) bei den anfangs Unfitten.
Bei besonderer Berücksichtigung der Veränderung körperlicher Fitness zeigt sich erneut beim N-Back und Dots Mixed eine klare Verbesserung einzig in der Gruppe der Läuferinnen, und zwar bei denjenigen, die auch ihre Fitness verbessern konnten.
Der Stroop-Test ergibt umfangreichere Verbesserungen, allerdings nicht für diejenigen Kontrollen, deren Fitness sich über den Zeitraum der Studie nicht verbessert hat.

	Veränderung T1→T2		Eingangsfitness				Verbesserung der Fitness?			
	Läuferinnen	Kontrollen	Läuferinnen		Kontrollen		Läuferinnen		Kontrollen	
			fit	unfit	fit	unfit	ja	nein	ja	nein
Stroop (inkongruent) RT	-17,5% p=0,0	-13,8% p=0,0	-19,1% p=0,0	-15,7% p=0,0	-14,1% p=0,1	-10,9% p=0,9	-16,7% p=0,0	-19,5% p=0,0	-16,8% p=0,0	-10,4% p=1,0
N-Back Hit	+5,6% p=0,0	+4,7% p=1,0	+8,3% p=0,6	+8,9% p=0,4	+1,1% p=1,0	+8,4% p=1,0	+9,0% p=0,1	+7,0% p=1,0	+5,9% p=1,0	+2,1% p=1,0
Dots Mixed (inkongruent) RT	-7,8% p=0,0	-3,8% p=1,0	-7,2% p=0,1	-8,3% p=0,0	-3,2% p=1,0	-4,8% p=1,0	-8,8% p=0,0	-4,4% p=1,0	-5,4% p=1,0	-1,4% p=1,0

Tabelle 5.3.3.1.1: Veränderung der Testleistung in Prozent (richtige Antworten bzw. Reaktionszeit)
p-Werte (nach Bonferroni korrigiert)
grauer Hintergrund: p= 1,0; roter Hintergrund: deutlichste Veränderung

5.3.3.2. Diskussion der Ergebnisse

Sämtliche Tests (Stroop, N-Back und Dots Mixed) zeigen *post hoc* die deutlicheren Verbesserungen über den 17-wöchigen Interventionszeitraum in der Gruppe der Läuferinnen.

Im Unterschied zu den beiden anderen Tests zeigen sich die Ergebnisse des Stroop-Tests undeutlicher, uneinheitlicher und schwerer zu interpretieren. Die folgende Diskussion bezieht sich daher zunächst auf N-Back und Dots Mixed, die Ergebnisse des Stroop-Tests werden am Ende dieses Kapitels gesondert diskutiert.

Die im N-Back und Dots Mixed sichtbare, signifikante Verbesserung der Läuferinnen gegenüber den Kontrollen zeigt sich auch bei differenzierterer Betrachtung.
Bezieht man die Eingangsfitness der Probanden mit ein, dann zeigt sich, dass sich die anfangs eher unfitten Läuferinnen deutlicher verbessern als die anfangs fitten.
Bezieht man eine gegebene (oder nicht gegebene) Verbesserung der Fitness über den Interventionszeitraum ein, dann ergibt sich die deutlichere Verbesserung im Test bei denjenigen Läuferinnen, die ihre Fitness verbessern konnten.
In dieser Hinsicht folgt die Steigerung der kognitiven Leistungsfähigkeit offenbar der Steigerung der körperlichen Leistungsfähigkeit, bei der die deutlichsten Verbesserungen bei anfangs Untrainierten zu verzeichnen sind, und die sich im Verlauf der weiteren Verbesserung asymptotisch einem Maximalwert nähert (Kindermann et al. [1979]).

Die Hauptstudie 2006 bestätigt damit insgesamt an jungen Erwachsenen, was bei Älteren und psychisch kranken Probanden bereits bekannt ist:
Einen positiven Effekt aeroben Ausdauertrainings auf die Leistungsfähigkeit des Gehirns, speziell im Bereich der exekutiven Funktionen.

Dieses Ergebnis ist sehr erfreulich und angesichts der bereits veröffentlichen Studien an Älteren und Kranken keinesfalls trivial. Es zeigt, dass auch in einem Altersbereich, in dem Kognition und exekutive Funktionen auf der Höhe der Leistungsfähigkeit sind (Salthouse & Hasker [2006]) sportliche Aktivität neben den bekannten Auswirkungen z.B. im kardiovaskulären Bereich großen Nutzen für eine optimale Leistungsfähigkeit des Gehirns hat.

Weniger einheitlich sind die Ergebnisse im Stroop-Test. Eine Wechselwirkung zwischen Gruppe und Zeit ist hier zwar tendenziell zu erkennen (p= 0,21), *post hoc* betrachtet verbessern sich dann aber beide Gruppen (Läuferinnen und Kontrollen) in sämtlichen Testbedingungen (neutral, kongruent und inkongruent) signifikant (was v.a. dem Wiederholungseffekt der Test geschuldet ist), mit Unterschieden erst in der dritten oder vierten Stelle nach dem Komma (p-Wert).

Unterschiede werden dennoch erkennbar, und zwar, wenn man die einzelnen Verbesserungen in Prozent ausdrückt (Tabelle 5.3.3.2.1; nächste Seite).

	neutral		kongruent		inkongruent	
	Läuferinnen	Kontrollen	Läuferinnen	Kontrollen	Läuferinnen	Kontrollen
Veränderung der Reaktionszeit (T1→T2)	-12,48%	-11,53%	-13,71%	-9,73%	-17,48%	-13,75%

Tabelle 5.3.3.2.1: Stroop - Vergleich der Reaktionszeiten (T1→T2) in verschiedenen Bedingungen (neutral, kongruent, inkongruent)

Es zeigt sich, dass in sämtlichen Testbedingungen die Läuferinnen einen knappen Vorsprung vor den Kontrollen haben - ein Ergebnis, dass zwar weniger deutlich ausfällt als beim N-Back und Dots Mixed, aber dennoch in der Kernaussage gleich ist.

Schwieriger wird die Interpretation der Stroop-Ergebnisse, wenn man die Eingangsfitness der Probanden einbezieht. Zunächst zeigen sich hier zwar analog zu den anderen Tests die einzigen Signifikanzen in der Gruppe der Läuferinnen (und zwar in allen Testbedingungen; ohne Abbildung), bei Betrachtung der prozentualen Verbesserung (Tabelle 5.3.3.2.2) ergibt sich dann aber die deutlichste Verbesserung nicht wie in den anderen Tests bei den anfangs unfitten Läuferinnen sondern bei den anfangs fitten Läuferinnen - und zwar ebenfalls in allen Testbedingungen.

	neutral				kongruent				inkongruent			
	Läuferinnen		Kontrollen		Läuferinnen		Kontrollen		Läuferinnen		Kontrollen	
Eingangsfitness	Fit	Unfit	Fit	Unfit	Fit	Unfit	Fit	Unfit	Fit	Unfit	Fit	Unfit
Veränderung der Reaktionszeit (T1→T2) [%]	-13,39	-11,49	-12,48	-8,07	-14,05	-13,35	-12,18	-5,07	-19,13	-15,67	-14,07	-10,93

Tabelle 5.3.3.2.2: Stroop - Vergleich der Reaktionszeiten (T1→T2) der anfangs fitten („Fit") bzw. unfitten („Unfit") Probandinnen in verschiedenen Bedingungen (neutral, kongruent, inkongruent).
Die jeweils deutlichsten Verbesserungen sind hellgrau hinterlegt.

Gleichfalls unterschiedlich zu den anderen Tests und sehr uneinheitlich zeigt sich die Betrachtung in Hinblick auf eine Verbesserung der Fitness (Tabelle 5.3.3.2.3; nächste Seite).

Diskussion

	neutral				kongruent				inkongruent			
	Läuferinnen		Kontrollen		Läuferinnen		Kontrollen		Läuferinnen		Kontrollen	
Fitness verbessert?	Ja	Nein	Ja	Nein	Ja	Nein	Ja	Nein	Ja	Nein	Ja	Nein
Veränderung der Reaktionszeit (T1→T2) [%]	-13,16	-10,49	-13,87	-9,08	-14,02	-12,82	-11,41	-7,93	-16,74	-19,54	-16,77	-10,38

Tabelle 5.3.3.2.3: Stroop - Vergleich der Reaktionszeiten in Abhängigkeit davon, ob sich die Fitness der Probandinnen von T1 nach T2 verbessert hat (neutrale, kongruente und inkongruente Bedingung). Die jeweils deutlichsten Verbesserungen sind hellgrau hinterlegt.

Offenbar ist hier in Anbetracht der insgesamt sehr deutlichen Verbesserungen (Wiederholungseffekt) die Möglichkeit einer exakten Auflösung der einzelnen Ergebnisse nicht mehr gegeben, was zu uneinheitlichen Ergebnissen in den einzelnen Testbedingungen führt.

Was festgestellt werden kann ist, dass sich in allen Bedingungen diejenigen Kontrollen, die anfangs unfit waren sowie diejenigen Kontrollen, die ihre Fitness nicht verbessern konnten, am schlechtesten entwickeln.

Ein nach Bonferroni korrigierter Vergleich der einzelnen Mittelwerte lässt darüber hinaus in der neutralen und in der kongruenten Bedingung einzig bei denjenigen Läuferinnen Signifikanzen ($p = 0,0$) erkennen, die ihre Fitness verbessern konnten (ohne Abbildung).

Im Übrigen zeigen sich die Ergebnisse hinsichtlich Eingangsfitness bzw. Verbesserung der Fitness im Stroop-Test sehr uneinheitlich und nur bedingt aussagekräftig.

Dennoch darf in Anbetracht der deutlichen Ergebnisse im N-Back und im Dots Mixed abschliessend noch einmal festgestellt werden, dass *post hoc* betrachtet die deutlichsten Verbesserungen im Test in der Gruppe der Läuferinnen zu finden sind, und dass hier ganz besonders diejenigen profitieren, die anfangs unfit waren bzw. ihre Fitness über den Interventionszeitraum verbessern konnten.

5.4. Psychologische Tests, Fitness und Genotyp

5.4.1. COMT-Polymorphismus und Genotypisierung

Die membrangebundene Catechol-O-Methyltransferase (MB-COMT) zeigt einen Polymorphismus an Position 158 ihrer insgesamt 271 Aminosäuren (AS).

Der Polymorphismus hat seinen Ursprung auf Ebene der DNA, wo sich an einer bestimmten Stelle des COMT-Gens die Basen Adenin (A) bzw. Guanin (G) wechselseitig vertreten. Ist an der genannten Position ein A eingebaut, dann zeigt sich an Position 158 der COMT ein Methionin (met), bei einem G wird ein Valin (val) in das COMT-Protein eingebaut.

Die beiden Isoenzyme der COMT unterscheiden sich dadurch, dass sie Dopamin unterschiedlich schnell abbauen.

Die val-Isoform arbeitet schneller, so dass bei Trägern dieser Isoform einmal ausgeschüttetes Dopamin weniger lang zur Verfügung steht.

In Folge des diploiden Erbsatzes (2n) resultieren 3 mögliche COMT-Geno- bzw. Phänotypen: val/val, met/val und met/met.

Weil der beschriebene Polymorphismus auf DNA-Ebene zur Veränderung einer Schnittstelle des Restriktionsenzyms Nla III führt, ist es möglich, die beiden COMT-Isoformen molekularbiologisch durch eine Analyse des sog. Restriktions-Fragment-Längen-Polymorphismus (RFLP) zu differenzieren (siehe Abschnitt 3.4.5. Restriktionsanalyse).

Die festgestellten Häufigkeiten stehen in Einklang mit bereits publizierten Ergebnissen anderer Forscher (siehe Abbildung 5.4.1.1).

Autoren / Studien	Probanden / Häufigkeiten		
	val/val	met/val	met/met
Hauptstudie (Läuferinnen + Kontrollen)	15 (25,9%)	33 (56,9%)	10 (17,2%)
Hauptstudie (Läuferinnen)	10 (22,7%)	25 (56,8%)	9 (20,5%)
Hauptstudie (Kontrollen)	5 (35,7%)	8 (57,1%)	1 (7,1%)
Egan et al. [2001]	35%	49%	16%
de Frias et al. [2004]	20%	52%	28%
Bilder et al. [2002]	34%	53%	12%

Abbildung 5.4.1.1: COMT-Häufigkeiten (angegeben in Probanden bzw. Prozent der Probanden)
Cave: N=1 bei met/met-Kontrollen macht Varianzanalyen (Abschnitt 5.4.3) unmöglich

5.4.2. Psychologische Tests und Genotyp

5.4.2.1. Kurze Zusammenfassung der Ergebnisse

Bereits zu Beginn der Studie lassen sich Zusammenhänge zwischen dem Phänotyp der Catechol-O-Methyltransferase (COMT) (val/val, met/val oder met/met) und dem Abschneiden in den psychologischen Tests feststellen.

In nahezu allen Tests (Schlauchfiguren, Stroop, N-Back) schneiden die val/val-Probandinnen am schlechtesten ab, die met/met-Probandinnen zeigen die beste Leistung und die met/val-Probandinnen liegen dazwischen.

Ausnahmen sind die inkongruente Bedingung des Stroop (alle Genotypen nahezu gleiche Leistung) und der Dots Mixed, bei dem in beiden Bedingungen die met/val-Probandinnen am besten abschneiden und die met/met-Probandinnen (kongruent) bzw. val/val-Probandinnen (inkongruent) die schlechteste Leistung zeigen.

5.4.2.2. Diskussion der Ergebnisse

Die oben kurz zusammengefassten Ergebnisse belegen einen Zusammenhang zwischen Dopaminstoffwechsel und den von uns untersuchten kognitiven Parametern, sowohl im Bereich des räumlichen Vorstellungsvermögens als auch im Bereich der exekutiven Funktionen.

Die deutlichsten Ergebnisse zeigen sich bei den Schlauchfiguren, im Stroop (neutrale und kongruente Bedingung) und im N-Back. Weniger deutlich und teilweise widersprüchlich sind die Ergebnisse in der inkongruenten Bedingung des Stroop und im Dots Mixed. Hierauf wird am Ende dieses Abschnitts eingegangen.

Die Mehrheit der Tests zeigt eine abnehmende Testleistung in Zusammenhang mit dem COMT-Genotyp in der Reihenfolge met/met (beste Leistung) → met/val → val/val (schlechteste Leistung).

Dieser Zusammenhang legt eine Beteiligung des Dopaminstoffwechsels und des präfrontalen Kortex (PFC) auch im Bereich der räumlichen Verarbeitung (Schlauchfiguren) nahe (siehe Abschnitt 2.2.2.2. Lokalisation der COMT im menschlichen Gehirn).

Die vorliegende Arbeit stützt damit jüngere Untersuchungen von Mehta & Riedel [2006], die durch Stimulation von Dopamin D1-Rezeptoren im PFC von Ratten das räumliche Arbeitsgedächtnis der Tiere deutlich verbessern konnten.

Diese Erkenntnisse wiederum stehen in Einklang mit Studien von Chudasama & Robbins [2006], die zeigen, dass Läsionen des PFC bei Ratten, Affen und Menschen u.a. zu Störungen der räumlichen Verarbeitung führen.

Insgesamt wird also eine Beteiligung des präfrontalen Kortex und des Neurotransmitters Dopamin auch im Bereich der räumlichen Verarbeitung nicht zuletzt durch die Erkenntnisse aus der Hauptstudie 2006 zunehmend deutlich.

Wesentlich besser untersucht ist eine Beteiligung des präfrontalen Kortex (Hillman et al. [2008]) sowie die Rollen des Neurotransmitters Dopamin bzw. der Catechol-O-Methyltransferase (COMT) (Tunbridge et al. [2006]) im Bereich der exekutiven Funktionen.

Hier ist inzwischen mehrfach belegt, dass der Phänotyp der COMT (val/val, met/val oder met/met) direkt mit der Leistung in entsprechenden psychologischen Tests zusammenhängt (Bilder et al. [2002], Goldberg et al. [2003], Diamond et al. [2004]).

Immer sind es die met/met-Homozygoten, die die besseren Leistungen im Test erbringen, während val/val-Homozygote am schlechtesten abschneiden. Heterozygote met/val-Probanden liegen dazwischen (Egan et al. [2001]).

Dem Modell von Goldman-Rakic et al. [2000] folgend, geht man davon aus, dass val/val-homozygote COMT-Phänotypen aufgrund der schneller arbeitenden val-Isoform einen niedrigeren Dopaminspiegel im präfrontalen Kortex (PFC) vorweisen als met/met-Homozygote (met/val-Heterozygote liegen dazwischen). Aus der niedrigeren, suboptimalen Dopamin-Arbeitskonzentration val/val-Homozygoter resultiert eine schlechtere Arbeitsleistung des PFC und ein schlechteres Abschneiden in psychologischen Tests im Bereich der exekutiven Funktionen (ausführliche Darstellung im Abschnitt 2.2.2.2. COMT und Kognition).

Die vorliegenden Ergebnisse aus dem Stroop-Test (neutrale und kongruente Bedingung) und dem N-Back untermauern die oben genannten Beobachtungen und unterstreichen die Rolle des Neurotransmitters Dopamin im Bereich der exekutiven Funktionen.

Kritisch und schlecht interpretierbar sind die Ergebnisse in der kongruenten Bedingung des Stroop sowie in beiden Bedingungen des Dots Mixed.

In der kongruenten Bedingung des Stroop zeigt sich erneut, was im vorherigen Abschnitt bereits diskutiert wurde: Die unterschiedliche Leistung der einzelnen Genotypen ist nicht mehr aufzulösen und zeigt sich auf nahezu gleichem Niveau (100% - 99,9% - 99,8%).

Bei derartig feinen Unterschieden ist lediglich festzuhalten, dass eine unterschiedliche

Testleistung der einzelnen Genotypen nicht nachzuweisen ist - weiter gehende Aussagen wären rein spekulativ.

Interessant ist das Ergebnis des Dots Mixed, das zwar ebenfalls wenig deutlich und darüber hinaus uneinheitlich ausfällt, in beiden Bedingungen aber die met/val-Probandinnen als Beste im Test ausweist.

Im einen Fall (inkongruent) liegen die met/val-Probandinnen allerdings fast gleichauf mit den met/met-Probandinnen (0,8% oder 37 msec Unterschied), im anderen Fall (kongruent) schneiden die hinsichtlich des Dopaminstoffwechsels unterschiedlichsten Genotypen (val/val und met/met) nahezu gleich ab (99% - 100%) (siehe Abbildung 5.4.2.2.1).

	kongruent			inkongruent		
	val/val	met/val	met/met	val/val	met/val	met/met
Leistung [%]	100	95	99,9	100	94	94,8

Tabelle 5.4.2.2.1: Dots Mixed - Reaktionszeiten in Prozent der längsten Reaktionszeit

In Hinblick auf die gezeigten widersprüchlichen Ergebnisse des Dots Mixed und in Anbetracht der Tatsache, dass andere Studien über eindeutige, mit dem Stand der Wissenschaft konforme, genotypspezifische Dots Mixed-Ergebnisse berichten (Diamond et al. [2004]), sind die vorliegenden Ergebnisse wenig aussagekräftig und sollten zunächst verworfen werden.

5.4.3. Psychologische Tests und Genotyp im Längsschnitt (T1→T2)

5.4.3.1. Kurze Zusammenfassung der Ergebnisse

In sämtlichen Tests verbessern sich die val/val-Läuferinnen am deutlichsten - statistisch signifikante Werte zeigen sich allerdings lediglich im Stroop-Test. Am wenigsten verbessern sich innerhalb der Läuferinnengruppe stets die met/met-Probandinnen.
Die Verbesserungen in der Kontrollgruppe sind durchweg weniger deutlich und wegen nur 1 met/met-Probandin in dieser Gruppe nur begrenzt aussagefähig.

5.4.3.2. Diskussion der Ergebnisse

Die bis hierhin bereits diskutierten Ergebnisse belegen einen positiven Einfluss von Ausdauer-Lauftraining auf die Leistungsfähigkeit des Gehirns im Bereich der räumlichen Verarbeitung sowie der exekutiven Funktionen.

Die genotyp- und gruppenspezifische Betrachtung der Leistungsveränderung über die Zeit zeigt darüber hinaus, dass ganz besonders die val/val-Probandinnen der Läuferinnengruppe vom Lauftraining profitieren (Tabelle 5.4.3.2.1).

	Schlauchfiguren			Stroop			N-Back			Dots Mixed		
	T1	T2	Veränderung	T1	T2	Veränderung	T1	T2	Veränderung	T1	T2	Veränderung
val/val	9,1	11,0	+21%	7870	6212	-21%	6599	5675	-14%	4466	3912	-12%
met/val	10,8	12,6	+17%	7496	6578	-12%	6276	5946	-5%	4390	4086	-7%
met/met	12,0	12,6	+5%	7195	6553	-9%	5561	5706	-3%	4385	4128	-6%

Tabelle 5.4.3.2.1: Genotyp-spezifische Veränderungen (T1→T2); Läufergruppe
Schlauchfiguren: Anzahl richtiger Zuordnungen; andere: Reaktionszeit [msec]

Die deutlicheren Verbesserungen der val/val-Probandinnen sind sehr gut mit dem „inverted-U-shape"-Modell von Goldman-Rakic et al. [2000] (ausführlich dargestellt in Abschnitt 2.2.2.2. COMT und Kognition) in Übereinstimmung zu bringen.

Offensichtlich liegt die Dopaminkonzentration im präfrontalen Kortex (PFC) val/val-Homozygoter zunächst bedingt durch den schnelleren Dopaminabbau der Val[158]-Isoform der COMT in einem suboptimalen Bereich, was zu einer submaximalen Arbeitsleistung führt. Die Verbesserung der kognitiven Leistung ganz besonders bei val/val-Läuferinnen legt nahe, dass aerobes Ausdauertraining die Dopaminkonzentrationen dieser Probandinnen erhöht und somit die Arbeitsleistung in einen optimalen Bereich bringt.

Hinsichtlich der met/met-Läuferinnen ist eine Verbesserung in den psychologischen Tests über den Interventionszeitraum zwar gegeben, fällt aber weit weniger deutlich aus.
Geht man auch hier von der „inverted-U-shape"-Darstellung aus, so scheint eine „überoptimale" Dopaminkonzentration noch nicht erreicht zu sein, d.h. eine Verschlechterung der met/met-Homozygoten ist noch nicht gegeben, deutliche Verbesserungen sind aber offenbar ebenfalls nicht mehr möglich.

Die heterozygoten Läuferinnen liegen offenbar bereits zu Beginn der Studie durch die geringere Aktivität ihres met-Allozyms im Bereich einer deutlich günstigeren Dopamin-Arbeitskonzentration als die val/val-Homozygoten. Sie liegen in den psychologischen Tests zwischen den val/val- Probandinnen und den met/met-Probandinnen, was in der von Tunbridge et al. [2006] geschilderten intermediären COMT-Aktivität begründet liegt.

Insgesamt deuten die Ergebnisse der Hauptstudie klar auf den Dopaminstoffwechsel als durch aerobes Ausdauertraining veränderlichen Parameter hin, unterstreichen die Bedeutung dieses Neurotransmitters als Grundlage einer Verbesserung kognitiver Leistungsfähigkeit und bestätigen damit im Tierversuch gewonnene Erkenntnisse (Tunbridge et al. [2006], Meeusen [2005]).

6. Zusammenfassung, Fazit und Ausblick

6.1. Zusammenfassung und Fazit

Die vorliegende Arbeit basiert auf einer Studie, die im Wesentlichen in den Jahren 2005 (Pilotstudie) und 2006 (Hauptstudie) durchgeführt wurde.

Ziel der Studien war zunächst, einen an Älteren und psychisch kranken Probanden bereits belegten positiven Effekt körperlicher Aktivität auf die Leistungsfähigkeit des Gehirns in der Gruppe junger Erwachsener ebenfalls nachzuweisen.

Die Pilotstudie 2005 dokumentierte bereits nach 6 Wochen Ausdauer-Lauftraining deutliche Leistungsverbesserungen im Bereich visuell-räumliches Gedächtnis (nicht aber im Bereich verbales Gedächtnis).
Darüber hinaus konnten bei den Läuferinnen tendenzielle Verbesserungen im *d2-Test of Attention* und eine signifikante Verstärkung positiver Emotionen festgestellt werden.

Die Hauptstudie 2006 war qualitativ und quantitativ wesentlich differenzierter und aufwändiger angelegt, lieferte allerdings im Bereich der kognitiven Veränderungen weniger deutliche Ergebnisse als die Pilotstudie.
Grund hierfür war offenbar eine hinter den Erwartungen zurückbleibende Entwicklung der körperlichen Leistungsfähigkeit in der Gruppe der Läuferinnen, in deren Folge auch die Verbesserungen im Bereich der psychologischen Tests weniger deutlich ausfielen, was zur Folge hatte, dass Wechselwirkungen zwischen Gruppe (Läuferinnen oder Kontrollen) und Zeit allenfalls als Trend erkennbar wurden.

Dennoch belegen *post hoc* durchgeführte Vergleiche der einzelnen Mittelwerte deutlichere Verbesserungen der Läuferinnen und damit einen positiven Effekt aeroben Ausdauer-Lauftrainings im Bereich der räumlichen Verarbeitung, sowie (was in der Pilotstudie noch nicht dokumentiert wurde) im Bereich der exekutiven Funktionen junger Erwachsener.

Im Bereich der Grundlagenforschung bestätigte die Hauptstudie 2006 ferner die für die genannten kognitiven Parameter bedeutende Rolle der Catechol-O-Methyltransferase (COMT) als Dopamin-abbauendes Enzym. Mit Hilfe molekularbiologischer Methoden wurden 2 unterschiedlich schnell arbeitende Isoformen der COMT in den Erbanlagen der Probanden entdeckt und unterschieden. So war es möglich, Zusammenhänge zwischen Do-

Zusammenfassung, Fazit und Ausblick

paminabbau (schnell oder langsam) und dem Abschneiden in den zur Anwendung gekommenen psychologischen Tests zu finden und zu beschreiben.

Durch die Betrachtung der genannten Ergebnisse im Längsschnitt ermöglicht die Hauptstudie eine Verknüpfung der Erkenntnisse „Körperliche Aktivität verbessert kognitive Leitungsfähigkeit." (Hillman et al. [2008]) und „Die Leistungsfähigkeit im Bereich der exekutiven Funktionen hängt vom Dopaminspiegel ab." (Tunbridge et al. [2006]).

Die vorliegende Arbeit belegt, dass das Ausmaß der durch körperliche Aktivität bewirkten Verbesserung der Leistungsfähigkeit des Gehirns direkt mit dem Genotyp der Catechol-O-Methyltransferase (COMT) zusammenhängt. Sie bestätigt und belegt die bedeutende Rolle des Dopaminstoffwechsels als neurophysiologische Grundlage der exekutiven Funktionen wie auch der räumlichen Wahrnehmung und identifiziert Dopamin als durch aerobes Ausdauertraining veränderlichen Parameter neuronaler Informationsübertragung.

Betrachtet man abschliessend Stärken und Schwächen der Hauptstudie 2006, so liegen die Schwächen v.a. in den Bereichen der nicht randomisierten Zuordnung der Probanden sowie in der nicht gegebenen Trainingsüberwachung der Läuferinnen.
Beide Punkte wurden im Rahmen der vorliegenden Arbeit beschrieben und diskutiert. Sie waren den Studienleitern vorab bewusst und im Rahmen der vorherrschenden Bedingungen nicht zu vermeiden. Dennoch haben die genannten Schwächen bei der Pilotstudie nicht bestanden, was dort offenbar zu deutlicheren Ergebnissen führte.
Eine klare Stärke der Hauptstudie 2006 liegt in der interdisziplinären Zusammenarbeit unterschiedlicher wissenschaftlicher Bereiche (siehe Abschnitt 1.2. Interdisziplinäre Kooperationspartner). Die Kombination psychologischer Tests, sportwissenschaftlicher Erkenntnisse und Verfahren sowie molekularbiologisch-genetischer Methoden ermöglicht eine übergreifende Betrachtung, wie sie bisher nicht möglich war.

Durch die Auswahl junger Erwachsener als Probanden hilft die Studie, eine in diesem Altersbereich bestehende Lücke (Hillman et al. [2008]) zu füllen und betont die Bedeutung sportlicher Aktivität für Schüler/-innen, Berufsschüler/-innen und Student(en)/-innen.

6.2. Ausblick

Die der vorliegenden Arbeit zugrunde liegenden Studien wurden in der Öffentlichkeit unter dem bewusst unprätentiös gewählten Titel „Laufen macht schlau!" bekannt.

Von Anfang an erregten die Studien außergewöhnlich großes öffentliches Interesse. Durch Berichte in „Tagesthemen" (ARD), „heute-journal" (ZDF), BR-Alpha und in zahlreichen Zeitungen und Zeitschriften wurde „Laufen macht schlau!" zum „Absoluten Spitzenreiter hinsichtlich Medienpräsenz, ... dazu nachzulesen in vielen Zeitungen und rund drei Dutzend Online-Portalen." (Baur [2008] in *uni ulm intern*).

Die Studie hat sehr viele Menschen erreicht und für die Themen „Laufen" und „Gehirn" interessiert. „Laufen macht schlau!" hat positive Auswirkungen aroben Ausdauertrainings auf die Leistungsfähigkeit des Gehirns nachgewiesen und darüber hinaus im Bereich der Grundlagenforschung die Rolle des Neurotransmitters Dopamin als neurophysiologische Grundlage dieser positiven Veränderungen belegt.

Die Studie hat nicht nur über 100 Probanden zum Laufen gebracht - sie liefert in Form wissenschaftlich fundierter Erkenntnisse neue Gründe, die Laufschuhe anzuziehen.

Ganz besonders die Altersgruppe der Schüler/-innen, Berufsschüler/-innen und Student(en)/-innen dürfen sich angesprochen fühlen. Ihnen, aber auch den für die Stundenplanung zuständigen Behörden und Schulleitern wird durch diese Studie die Bedeutung von Sport (-unterricht) deutlich gemacht und wissenschaftlich belegt.

Körperliche Aktivität ist nicht nur geeignet, den Leistungsrückgang verschiedenster Körperfunktionen bei Älteren zu verlangsamen (Reinhardt [2008]), sie hilft Jungen dabei, die Leistungsfähigkeit ihres Gehirns zu optimieren und unterstützt dadurch den Lernerfolg.

Zu den im Verlauf der letzten Jahre am häufigsten gestellten Fragen zählen: „Eignet sich eine bestimmte Sportart besonders gut, oder sind alle gleichermaßen geeignet?", „Wie viel Sport muss ich mindestens treiben, und gibt es eine Grenze, ab der die Leitungsfähigkeit des Gehirns nicht mehr weiter zu steigern ist?", „Sollte ich besser morgens, mittags oder abends laufen?" oder „Sind die Effekte nachhaltig, oder ist nach ein paar Wochen Trainingspause wieder alles verloren?".
Auf keine dieser Fragen ist bis heute eine wissenschaftlich fundierte Antwort möglich, weil entsprechende Studien fehlen.

Zusammenfassung, Fazit und Ausblick

Weitere Studien sind erforderlich und werden folgen. „Laufen macht schlau!" sollte weiter entwickelt werden und Teil dieser Studien sein.

Die Kooperation zwischen Psychiatrie (Prof. Dr. Dr. Spitzer; Sanna Stroth), Sportwissenschaft (Prof. Dr. Bös), Molekularbiologie und Physiologie (Dr. Reinhardt) und der Akademie für Gesundheitsberufe (Probanden) hat sich als sehr erfolgreich erwiesen.

Eine Schlüsselrolle kommt allerdings dem Transferzentrum für Neurowissenschaften und Lernen (ZNL) zu. Ohne das ZNL wäre weder die Pilotstudie 2005 noch die Hauptstudie 2006 zustande gekommen. Das Fortbestehen von „Laufen macht schlau!" hängt wesentlich davon ab, ob es dem ZNL weiterhin möglich ist, die wissenschaftliche Arbeit zu unterstützen und als Anlauf- und Koordinationspunkt zu begleiten.

Es wäre sinnvoll, wichtig und wünschenswert, die Kooperationen aufrecht zu erhalten und die äußerst erfolgreiche und populäre Studie „Laufen macht schlau!" auszubauen und fortzuführen.

7. Literatur

Adlard PA & Cotman CW [2004]: Voluntary exercise protects against stress-induced decreases in brain-derived neurotrophic factor protein expression; *Neuroscience; 124(4): 985-992.*

Ahamed Y, Macdonald H, Reed K, Naylor PJ, Liu-Ambrose T & McKay H [2007]: School-based physical activity does not compromise children's academic performance; *Medicine and Science in Sports and Exercise; Feb, 39(2): 371-376.*

Arent SM, Landers DM & Etnier JL [2000]: The effects of exercise on mood in older abults: A meta-analytic review; *Jounal of Aging and Physical Activity; 8: 407-430.*

Axelrod J & Tomchick R [1958]: Enzymatic O-methylation of epinephrine and other catechols; *The Journal of Biological Chemistry; Sep, 233(3): 702-705.*

Barry C & Burgess N [2007]: Learning in a geometric model of place cell firing; *Hippocampus; 17(9): 786-800:*

Baur, Willi [2008]: Editorial; *Uni Ulm intern - das Ulmer Universitatsmagazin; Nr. 292 (38. Jg.), Juni 2008; http://vts.uni-ulm.de/doc.asp?id=6414.*

Berchtold, NC, Chinn G, Chou M, Kesslak JP & Cotman CW [2005]: Exercise primes a molecular memory for brain-derived neurotrophic factor protein induction in the rat hippocampus; *Neuroscience; 133(3): 853-861.*

Bilder RM, Volavka J, Czobor P, Malhotra AK, Kennedy JL, Ni X, Goldman RS, Hoptman MJ, Sheitman B, Lindenmayer JP, Citrome L, McEvoy JP, Kunz M, Chakos M, Cooper TB & Lieberman JA [2002]: Neurocognitive correlates of the COMT Val (158)Met polymorphism in chronic schizophrenia; *Biological Psychiatry; Oct 1, 52(7): 701-707.*

Bird CM & Burgess N [2008]: The hippocampus and memory: insights from spatial processing; *Nature Reviews / Neuroscience; Mar 9(3): 182-194.*

Literatur

Blumenthal JA, Babyak MA, Doraiswamy PM, Watkins L, Hoffman BM, Barbour KA, Herman S, Craighead WE, Brosse AL, Waugh R, Hinderliter A & Sherwood A [2007]: Exercise and pharmacotherapy in the treatment of major depressive disorder; *Psychosomatic Medicine; Sep-Oct, 69(7): 587-96.*

Brickenkamp R [2002]: d2-Aufmerksamkeits-Belastungs-Test; *Hogrefe.*

Brosse AL, Sheets ES, Lett HS & Blumenthal JA [2002]: Exercise and the treatment of clinical depression in adults: recent findings and future directions; *Sports Medicine; 32(12): 741-760.*

Burpee RH & Stroll W [1936]: Measuring reaction time of athletes; *Res. Quart. 7: 110-118*

Carlson SM [2003]: Executive function in context: development, measurement, theory, and experience; *Monographs of the Society for Research in Child Development; 68(3): 138-151.*

Chen J, Lipska BK, Halim N, Ma QD, Matsumoto M, Melhem S, Kolachana BS, Hyde TM, Herman MM, Apud J, Egan MF, Kleinman JE & Weinberger DR [2004]: Functional analysis of genetic variation in Catechol-O-Methyltransferase (COMT): effects on mRNA, protein, and enzyme activity in postmortem human brain; *American Journal of Human Genetics; Nov, 75(5): 807-821.*

Chodzko-Zajko WJ, Schuler P, Solomon J, Heinl B & Ellis NR [1992]: The influence of physical fitness on automatic and effortful memory changes in aging; *International Journal of Aging & Human Development; 35(4): 265-285.*

Chudasama Y & Robbins TW [2006]: Functions of frontostriatal systems in cognition: comparative neuropsychopharmacological studies in rats, monkeys and humans; *Biological Psychology; Jul 73(1): 19-38.*

Coe DP, Pivarnik JM, Womack CJ, Reeves MJ & Malina RM [2006]: Effect of physical education and activity levels on academic achievement in children. *Medicine and Science in Sports and Exercise; Aug, 38(8): 1515-1519.*

Colcombe SJ & Kramer AF [2003]: Fitness effects on the cognitive function of older adults: a meta-analytic study; *Psychological Science; Mar, 14(2): 125-130.*

Colcombe SJ, Erickson KI, Raz N, Webb AG, Cohen NJ, McAuley E & Kramer AF [2003]: Aerobic fitness reduces brain tissue loss in aging humans; *The Journals of Gerontology; Feb, 58(2): 176-180.*

de Frias CM, Annerbrink K, Westberg L, Eriksson E, Adolfsson R & Nilsson LG [2004]: COMT gene polymorphism is associated with declarative memory in adulthood and old age; *Behavior Genetics; Sep, 34(5): 533-539.*

Diamond A, Briand L, Fossella J & Gehlbach L [2004]: Genetic and neurochemical modulation of prefrontal cognitive functions in children; *The American Journal of Psychiatry; Jan, 161(1): 125-132.*

Egan MF, Goldberg TE, Kolachana BS, Callicott JH, Mazzanti CM, Straub RE, Goldman D & Weinberger DR [2001]: Effect of COMT Val108/158Met genotype on frontal lobe function and risk for schizophrenia; *Proceedings of the National Academy of Sciences of the United States of America; Jun 5, 98(12): 6917-6922.*

Erickson KI, Colcombe SJ, Elavsky S, McAuley E, Korol DL, Scalf PE & Kramer AF [2007]: Interactive effects of fitness and hormone treatment on brain health in postmenopausal women; *Neurobiology of Aging; Feb 28(2): 179-185.*

Eriksson PS, Perfilieva E, Björk-Eriksson T, Alborn AM, Nordborg C, Peterson DA & Gage FH [1998]: Neurogenesis in the adult human hippocampus; *Nature Medicine; Nov, 4(11): 1313-1317.*

Etnier, JL, Nowell PM, Landers DM & Sibley BA [2006]: A meta-regression to examine the relationship between aerobic fitness and cognitive performance; *Brain Research Reviews; Aug 30, 52(1): 119-130.*

Farmer J, Zhao X, van Praag H, Wodtke K, Gage FH & Christie BR [2004]: Effects of voluntary exercise on synaptic plasticity and gene expression in the dentate gyrus of adult male Sprague-Dawley rats in vivo; *Neuroscience; 124(1): 71-79.*

Gogos JA, Morgan M, Luine V, Santha M, Ogawa S, Pfaff D & Karayiorgou M [1998]: Catechol-O-Methyltransferase-deficient mice exhibit sexually dimorphic changes in catecholamine levels and behavior; *Proceedings of the National Academy of Sciences of the United States of America; Aug 18, 95(17): 9991-9996.*

Literatur

Goldberg TE, Egan MF, Gscheidle T, Coppola R, Weickert T, Kolachana BS, Goldman D & Weinberger DR [2003]: Executive subprocesses in working memory: relationship to Catechol-O-Methyltransferase Val158Met genotype and schizophrenia; *Archives of General Psychiatry; Sep 60(9): 889-896.*

Goldman-Rakic PS, Muly EC 3rd & Williams GV [2000]: D(1) receptors in prefrontal cells and curcuits; *Brain Research. Brain Research Reviews; Mar, 31(2-2): 295-301.*

Gould E, Tanapat P, Hastings NB & Shors TJ [1999]: Neurogenesis in adulthood: a possible role for learning; *Trends in Cognitive Sciences; May, 3(5): 186-192.*

Grossman MH, Emanuel BS & Budarf ML [1992]: Chromosomal mapping of the human Catechol-O-Methyltransferase gene to 22q11.1----q11.2.; *Genomics; Apr, 12(4): 822-825.*

Hartley T, Burgess N, Lever C, Cacucci F & O`Keefe J [2000]: Modeling place fields in terms of the cortical inputs to the hippocampus; *Hippocampus; 10(4): 369-379.*

Heck H [1990]: Energiestoffwechsel und medizinische Leistungsdiagnostik; Trainerakademie Köln e.V.; *Hofmann, Schorndorf.*

Herholz K, Buskies W, Rist M, Pawlik G, Hollmann W & Heiss WD [1987]: Regional cerebral blood flow in man at rest and during exercise. *Journal of Neurology; Jan, 234(1): 9-13.*

Heyn P, Abreu BC & Ottenbacher KJ [2004]: The effects of exercise training on elderly persons with cognitive impairment and demenia: a meta-analysis; *Archives of Physical Medicine and Rehabilitation; Oct, 85(10): 1694-1704.*

Hillman CH, Erickson KI & Kramer AF [2008]: Be smart, exercise your heart: Exercise effects on brain and cognition; *Nature Reviews / Neuroscience; Jan, 9(1): 58-65.*

Hohmann A, Lames M & Letzelter M [2003]: Einführung in die Trainingswissenschaft; *Limpert, Wiebelsheim.*

Isaacs KR, Anderson BJ, Alcantara AA, Black JE & Greenough WT [1992]: Exercise and the brain: angiogenesis in the adult rat cerebellum after vigorous physical activity and motor skill learning; *Journal of Cerebral Blood Flow and Metabolism; Jan, 12(1); 110-119.*

Joober R, Gauthier J, Lal S, Bloom D, Lalonde P, Rouleau P, Benkelfat C & Labelle A [2002]: Catechol-O-Methyltransferase Val-108/158-Met gene variants associated with performance on the Wisconsin Card Sorting Test; *Archives of General Psychiatry; Jul 59(7): 662-662.*

Kandel ER, Schwartz J & Jessell T [1996]: Neurowissenschaften: Eine Einführung; *Spektrum Akademischer Verlag GmbH, Heidelberg - Berlin - Oxford.*

Karp A, Paillard-Borg S, Wang HX, Silverstein M, Winblad B & Fratiglioni L [2006]: Mental, physical and social components in leisure activities equally contribute to decrease dementia risk; *Dementia and Geriatric Cognitive Disorders; 21(2): 65-73.*

Kempermann G, Kuhn HG & Gage FH [1997]: More hippokampal neurons in adult mice living in an enriched environment; *Nature; Apr 3, 386(6624): 493-495.*

Kempermann G, Chesler EJ, Lu L, Williams RW & Gage FH [2006]: Natural variation and genetic covariance in adult hippocampal neurogenesis; *Proceedings of the National Academy of Sciences of the United States of America; Jan 17, 103(3): 780-785.*

Kindermann W, Simon G & Keul J [1979]: The significance of the aerobic-anaerobic determination of work load intensities during endurance training; *European Journal of Applied Physiology; 42: 25-34*

Kornack DR & Rakic P [2001]: Cell proliferation without neurogenesis in adult primate neocortex; *Science; Dec 7, 294(5549): 2127-2130.*

Kramer AF, Colcombe SJ, McAuley E, Scalf PE & Erickson KI [2005]: Fitness, aging and neurocognitive function; *Neurobiology of Aging; Dec, Suppl 1: 124-127.*

Krohne HW, Egloff B, Kohlmann CW & Tausch A [1996]: Untersuchungen mit einer deutschen Version der „Positive and Negative Affect Schedule" (PANAS); *Diagnostica; 42: 139-156.*

Kunugi H, Vallada HP, Sham PC, Hoda F, Arranz MJ, Li T, Nanko S, Murray RM, McGuffin P, Owen M, Gill M & Collier DA [1997]: Catechol-O-Methyltransferase polymorphismus and schizophrenia: a transmission disequilibrium study in multiply affected families; *Psychiatric Genetics; Autumn 7(3): 97-101.*

Literatur

Lachman HM, Papolos DF, Saito T, Szumlanski CL & Weinshilboum RM [1996]: Human Catechol-O-Methyltransferase pharmacogenetics: description of a functional polymorphism and ist potential application to neuropsychiatric disorders; *Pharmacogenetics; Jun 6(3): 243-250.*

Lee IM, Paffenbarger RS Jr & Hennekens CH [1997]: Physical activity, physical fitness and longevity; *Aging (Milano), Feb-Apr, 9(1-2): 2-11.*

Lotta T, Vidgren J, Tilgmann C, Ulmanen I, Melén K, Julkunen I & Taskinen J [1995]: Kinetics of human soluble and membrane-bound Catechol-O-Methyltransferase: a revised mechanism and description of the thermolabile variant of the enzyme; *Biochemistry; Apr 4, 34(13): 4202-4210.*

Malhotra AK, Kestler LJ, Mazzanti C, Bates JA, Goldberg T & Goldman D [2002]: A functional polymorphism in the COMT gene and performance on a test of prefrontal cognition; *The American Journal of Psychiatry; Apr 159(4): 652-654.*

Matsumoto M, Weickert CS, Akil M, Lipska BK, Hyde TM, Herman MM, Kleinman JE & Weinberger DR [2003]: Catechol-O-Methyltransferase mRNA expression in human and rat brain: evidence for a role in cortical neuronal function; *Neuroscience; 116(1): 127-137.*

Mattay VS, Goldberg TE, Fera F, Hariri AR, Tessitore A, Egan MF, Kolachana B, Callicott JH & Weinberger DR [2003]: Catechol-O-Methyltransferase val158-met genotype and individual variation in the brain response to amphetamine; *Proceedings of the National Academy of Sciences of the United States of America; May 13, 100(10): 6186-6191.*

Meeusen R [2005]: Exercise and the brain: insight in new therapeutic modalities; *Annals of Transplantation; 10(4): 49-51.*

Mehta MA & Riedel WJ [2006]: Dopaminergic enhancement of cognitive function; *Current Pharmaceutical Design; 12(20): 2487-2500.*

Morgan WP [1997]: Physical activity and mental health; *Washington, DC: Taylor & Francis.*

Nelson PG [2005]: Activity-dependent synapse modulation and the pathogenesis of Alzheimer disease; *Current Alzheimer Research; Dec, 2(5): 495-496.*

North TC, McCullagh P & Tran ZV [1990]: Effect of exercise on depression; *Exercise and Sport Sciences Reviews; 18: 379-415.*

OECD Health Data [2004]: *Organisation for Economic Co-operation and Development (OECD), France*

Pahlke U [1999]: Lehrbuch der Sportmedizin (Hrsg.: Badtke G); *Barth (UTB für Wissenschaft), Heidelberg - Leipzig.*

Pashler H [2000]: Task switching and multitask performance, in: Control of cognitive processes; Monsell S, Driver J (Hrsg.); *The Mit Press, Cambridge.*

Reinhardt R [2008]: Kapitel 2.1.2. Physiologische Entwicklung, in: Motorische Entwicklung. Ein Handbuch. Hrsg.: Baur J, Bös K & Singer R; *Verlag Hofmann, Schorndorf (2. Auflage; eingereicht).*

Roberts AC, Robbins TW & Weiskrantz L [2003]: The prefrontal cortex. Executive and cognitive functions; *Oxford University Press, Oxford.*

Salthouse TA & Hasker PD [2006]: Organization of cognitive abilities and neuropsychological variables across the lifespan; *Developmental Review; 26: 31-54.*

Scharff C, Kirn JR, Grossman M, Macklis JD & Nottebohm F [2000]: Targeted neuronal death affects neuronal replacement and vocal behavior in adult songbirds; *Neuron; Feb, 25(2): 481-492.*

Schellig & Schächtele [2001]: Visueller und verbaler Merkfähigkeitstest (VVM); *SWETS Test Services.*

Schneider M [2006]: Die Studie „Laufen macht schlau?" Teil II (2006): Erfassung der Ausdauerleistungsfähigkeit und Konzeption eines Trainingsplans für ein Ausdauer-Lauf-Training; *Abschlussarbeit zur Erlangung des Bakkalaureus Artium an der Fakultät für Geistes- und Sozialwissenschaften der Universität Karlsruhe (TH).*

Shay KA & Roth DL [1992]: Association between aerobic fitness and visuospatial performance in healthy older adults; *Psychology and Aging; Mar 7(1): 15-24.*

Literatur

Shors TJ, Miesegaes G, Beylin A, Zhao M, Rydel T & Gould E [2001]: Neurogenesis in the adult is involved in the formation of trace memories; *Nature; Mar 15, 410(6826): 372-376.*

Sibley BA & Etnier JL [2003]: The relationship between physical activity and cognition in children: a meta-analysis; *Pediatric Exercise Science, 15:243-256.*

Spirduso WW [1975]: Reaction and movement time as a function of age and physical activity level; *Journal of Gerontology; Jul, 30(4): 435-440.*

Spirduso WW & Clifford P [1978]: Replication of age and physical activity effects on reaction and movement time; *Journal of Gerontology; Jan, 33(1): 26-30.*

Spirduso WW [1980]: Physical fitness, aging, and psychomotor speed: a review; *Journal of Gerontology; Nov, 35(6): 850-865.*

Stroop JR [1935]: Studies of interference in serial verbal reactions; *Journal of Experimental Psychology; 18: 643-662.*

Stroth S [2008]: Dissertation; in Vorbereitung.

Stroth S, Hille K, Spitzer M & Reinhardt R [2008]: Aerobic endurance exercise benefits memory and affect in young adults; Neuropsychological Rehabilitation; Jun, 5:1.

Stumpf H & Fay E [1983]: Schlauchfiguren; *Hogrefe.*

Trepel M [2004]: Neuroanatomie. Struktur und Funktion; *Elsevier GmbH, München.*

Tunbridge EM, Harrison PJ & Weinberger DR [2006]: Catechol-O-Methyltransferase, cognition, and psychosis: Val158Met and beyond; *Biological Psychiatry; Jul 15, 60(2): 141-151.*

US Department of Health and Human Services [2000]: Healthy People 2010; *Washington, DC; Government Printing Office.*

Vaynman S, Ying Z & Gomez-Pinilla F [2004]: Hippocampal BDNF mediates the efficacy of exercise on synaptic plasticity and cognition; *The European Journal of Neuroscience; Nov, 20(10): 2580-2590.*

Vaynman S & Gomez-Pinilla F [2006]: Revenge of the „sit": how lifestyle impacts neuronal and cognitive health through molecular systems that interface energy metabolism with neuronal plasticity; *Journal of Neuroscience Research; Sep, 84(4): 699-715.*

Wright I, Waterman M, Prescott H & Murdoch-Eaton D [2003]: A new Stroop-like measure of inhibitory function development: typical developmental trends; *Journal of Child Psychology and Psychiatry; May, 44(4): 561-575.*

Wilson RS, Bennett DA, Bienias JL, Aggarwal NT, Mendes de Leon CF, Morris MC, Schneider JA & Evans DA [2002]: Cognitive activity and incident AD in a population-based sample of older persons; *Neurology; Dec 24, 59(12): 1910-1914.*

Zintl F [1994]: Ausdauertraining: Grundlagen, Methoden, Trainingssteuerung; *BLV; München, Wien Zürich.*

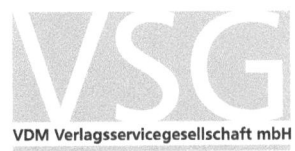

Die VDM Verlagsservicegesellschaft sucht für wissenschaftliche Verlage abgeschlossene und herausragende

Dissertationen, Habilitationen, Diplomarbeiten, Master Theses, Magisterarbeiten usw.

für die kostenlose Publikation als Fachbuch.

Sie verfügen über eine Arbeit, die hohen inhaltlichen und formalen Ansprüchen genügt, und haben Interesse an einer honorarvergüteten Publikation?

Dann senden Sie bitte erste Informationen über sich und Ihre Arbeit per Email an *info@vdm-vsg.de*.

Sie erhalten kurzfristig unser Feedback!

VDM Verlagsservicegesellschaft mbH
Dudweiler Landstr. 99   Telefon +49 681 3720 174
D - 66123 Saarbrücken   Fax   +49 681 3720 1749
www.vdm-vsg.de

Die VDM Verlagsservicegesellschaft mbH vertritt

   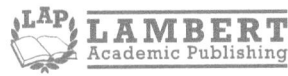   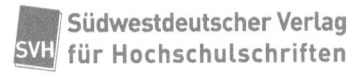

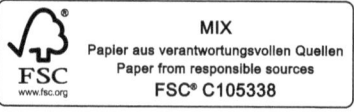

Printed by Books on Demand GmbH, Norderstedt / Germany